健髋中国

# 健髋走过100岁

## 漫话老年髋部骨折

主编

张 伟 | 王善智

上海科学技术出版社

**图书在版编目（CIP）数据**

健髋走过 100 岁：漫话老年髋部骨折 / 张伟，王善智主编 .
—上海：上海科学技术出版社，2019.10（2021.10 重印）
  ISBN 978-7-5478-4609-4

  Ⅰ. ①健⋯  Ⅱ. ①张⋯ ②王⋯  Ⅲ. ①老年人－髋骨－
骨折－防治  Ⅳ. ① R683.3

  中国版本图书馆 CIP 数据核字（2019）第 212937 号

健髋走过 100 岁——漫话老年髋部骨折
主编  张 伟  王善智

上海世纪出版（集团）有限公司
上 海 科 学 技 术 出 版 社    出版、发行

（上海钦州南路 71 号  邮政编码 200235  www.sstp.cn）

浙江新华印刷技术有限公司印刷
开本 889×1194  1/24  印张 8.5  字数：200 千字
2019 年 10 月第 1 版  2021 年 10 月第 4 次印刷
ISBN 978-7-5478-4609-4/R · 1937
定价：40.00 元

本书如有缺页、错装或坏损等严重质量问题，请向承印厂联系调换

上海市"科技创新行动计划"科普领域项目

西藏自治区重点科技计划项目

上海科普教育发展基金会资助项目

上海市徐汇区科普创新项目

# 关于本书

老年人髋部骨折这个事情确实是要命的，本书的写作初衷就是要把这个"要命的病"变成"保命的事"，希望大家能够"健髋"走过 100 岁。

本书内容主要包括 6 个部分。第 1 部分"揭秘髋部骨折"，带您认识髋部（俗称胯部）骨折的方方面面。第 2 部分"跌倒后的现场处理"，如果您身处一个髋部骨折现场，教您如何科学地应对。第 3 部分"髋部骨折就医助手"，如果不幸发生了髋部骨折，本部分将针对术前、术中、术后各个环节，对您如何选择治疗方式、如何配合治疗进行详细指导。第 4 部分则介绍了髋关节置换术后的康复锻炼计划。第 5 部分从意识、身体、环境三大要素着手，对如何预防老年人跌倒进行了详细阐述。第 6 部分介绍了 3 套行之有效的防跌保健操，老年人常常练习可以提高身体肌肉力量和平衡感，有效预防跌倒。

本书采用漫画的形式，加入了老夫妻的恩爱、子女的孝心与矛盾、老人的日常和心理变化等元素，而不只是简单地告诉您该怎么做。

张伟，主任医师、医学博士、博士研究生导师。上海交通大学附属第六人民医院骨科行政副主任、党总支副书记、创伤骨科和骨质疏松科党支部书记。负责"十三五"国家重点研发计划课题、"十二五"国家重点项目、国家自然科学基金以及省部级重点科技项目等课题 10 余项，主编（译）专著 7 部，发表论文 50 余篇，单篇最高 SCI 影响因子 12.124。获得国家科学技

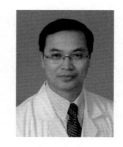

术进步奖二等奖、上海市技术发明一等奖、军队科技进步二等奖、军队医疗成果三等奖等科技奖励。担任中国医师协会骨科医师分会骨科科普学组副组长，上海市医师协会骨科医师分会创伤组组长，上海市医师协会医学科学普及分会委员，白求恩公益基金会老年髋部骨折专业委员会副主任委员兼秘书长，中国医促会骨科分会委员兼创伤学部秘书长，上海市医学会骨科学分会创伤学组委员等。《中华老年骨科与康复电子杂志》《中国修复重建外科杂志》《实用骨科杂志》等杂志编委。AO 中国讲师团讲师、捷迈讲师团讲师。获上海市优秀学术带头人、西藏自治区"优秀援藏干部"、上海市"仁心医师"、中国优秀中青年骨科医师、上海市卫生系统先进工作者等荣誉和称号。

# 主编介绍

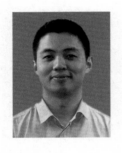

　　王善智，骨科硕士研究生，"上海六院骨科"新媒体科普编辑，公众号"智骨联合"运营者。致力于创作让老百姓看得进、听得懂的科普作品。百万阅读量的科普代表作有《冰雪天，请向呆萌企鹅学习走路技巧》《膝关节是"省着用"还是"用着省"？》等。

# 作者名单

主 审

张长青 柴益民

主 编

张 伟 王善智

编委会（以姓氏笔画为序）

丁 坚 于晓巍 王 磊 王海明 刘 珅 关俊杰 江潮胤

汤国良 孙 辉 芮碧宇 李坛珠 汪 纯 宋 飒 罗劲松

贾伟涛 顾卓敏 徐 俊 殷文靖 唐剑飞 章振林

主编助理

张保焜 刘敬文 尹博浩 陈泓弛

健髋中国 科普行动计划

随着人口老龄化的浪潮汹涌而来，在全世界任何一个国家或地区，无论政府、家庭还是个人，都将面对一系列严重的挑战，其中健康问题首当其冲。在中国，因为人口基数巨大，老龄化趋势非常明显，这一问题尤其突出。

髋部骨折是老年人最好发的骨折，预计 2020 年我国约 1.5 亿 65 岁以上老年人口中，发生髋部骨折的人数将达到 180 万 ~200 万。由于老年人身体条件差，合并的内科疾病多，发生髋部骨折后容易引发各种并发症，受伤后 1 年内病死率在 20% 左右，而只有 25% 的老年人能完全康复，超过一半的髋部骨折老年人需要长期的看护和治疗，所以，老年髋部骨折又被称为"人生的最后一次骨折"，一旦发生，就意味着很高的人力、经济和社会成本。

早在 2013 年，上海交通大学附属第六人民医院骨科张长青教授就在国内最早提出了"老年髋部骨折快速救治"的概念。并相继开设了"老年髋部骨折救治绿色通道"和专门病房，将老年髋部骨折的手术等待时间缩短至伤后 24~36 小时，时间最短的甚至在 12 小时之内，明显缩短了住院时间，改善了术后功能恢复，降低了病死率，取得了非常积极的社会和经济效益。

在提高手术治疗效果的同时，我们也在思考另外一些重要的问题，比如：预防和康复。俗话说"防重于治"，骨折发生了，再好的治疗也很难使患者的功能完全恢复到受伤前的正常水平。在 1.5 亿老年人口中，如果能很好地普及老年髋部骨折的预防知识，将这一骨折的发生率降低哪怕十分之一，一年也就减少了几十万的老年髋部骨折例数，以每例患者的治疗费用数万元计，每年节省的医疗费用在百亿元左右。

约 3 年前始，我们着手筹划有关老年髋部骨折的全国性科普活动，并将其命名为"'健髋中国'科普行动计划"，准备通过科普图书、视频、动画、线上平台等各种具体生动且容易被老年人群接受和理解的形式，将老年髋部骨折的常识、预防、预警、就医和康复等知识，全流程、广覆盖地展示出来，从医院下沉到街道、社区、每家每户，从上海市先行先试再辐射至全国，包括边疆偏远地区。"健髋中国"科普行动计划已先后获得了上海市科普教育发展基金会、上海市徐汇区科学技术协会和上海市科学技术委员会多个项目资助，这让我们更加充满信心，将以更加饱满的激情，倾心尽力，加快落实和推进这一行动计划的实施和推广。

非常高兴有那么多志同道合的行业和团队一起合作开展了相关科普工作。我们与上海人民广播电台、上海教育电视台、东方卫视等相关栏目合作录制了多个老年髋部骨折相关音频和视频节目，与阿联工作室、上海科学技术出版社合作编著出版《健髋走过 100 岁——漫话老年髋部骨折》科普图书，等等。项目还先后得到上海市闵行区卫生健康委员会、上海市徐汇区漕河泾街道、上海市医师协会医学科学普及分会、上海市医学会科普专科分会等多个机构和学术团体的支持和参与。

特别让我们感到激动和欣喜的是，就在我们持续落实和推动"健髋中国"科普行动计划的过程中，国家出台了"健康中国行动（2019—2030）"相关文件，旨在促进以治病为中心向以人民健康为中心转变，努力使群众不生病、少生病。上海市及其他省市自治区也相继出台相应的行动计划。相信在众多的关爱和支持下，我们的"健髋中国"科普行动计划一定能为"健康中国"的伟大工程增添一点小小的亮色，做出一点小小的贡献。

"健髋中国"的科普列车已经启动，必将驶遍中华大地，将老年髋部骨折的防治知识传播给越来越多的老年人。让老年人不会摔、不怕摔、摔不坏、摔了还能恢复正常生活，让我们这个伟大国家的老年人健康快乐地生活在明媚的阳光下。这是我们出发时的初心，也定是我们终将实现和不会辱没的使命！

张 伟

医学博士、主任医师、博士研究生导师

上海交通大学附属第六人民医院骨科

2019 年 9 月

健髋走过100岁·漫话老年髋部骨折

健髋中国

科普行动计划·组织架构

**项目单位**

上海交通大学附属第六人民医院

**资助单位**

上海市科学技术委员会　　　　　　西藏自治区科学技术厅

上海市科普教育发展基金会　　　　上海市徐汇区科学技术协会

**支持单位**

上海市卫生健康委员会健康促进处　　上海市医师协会医学科学普及分会

上海市徐汇区卫生健康委员会　　　　上海科学技术出版社

上海市闵行区卫生健康委员会　　　　上海市徐汇区漕河泾街道

上海市松江区卫生健康委员会　　　　白求恩公益基金会老年髋部骨折

上海市计划生育协会　　　　　　　　　　专业委员会

上海市医学会科普专科分会　　　　　长三角老年髋部骨折救治联盟

## 指导委员会

**主　席** 陈　方　殷善开

**成　员**（以姓氏笔画为序）

王　彤　王志华　李　正　张长青　陈　勇　杭文权

胡　承　贾永兴　柴益民　唐　琼　潘曙明

## 行动委员会

**名誉主席** 张长青　柴益民

**主　席** 张　伟

**成　员**（以姓氏笔画为序）

丁　坚　于晓巍　王海明　王善智　朱　捷　刘宇涛　江潮胤

汤国良　孙玉强　李　宁　李坛珠　李晓林　杨　蓉　杨庆城

汪　纯　罗从风　罗劲松　周晓辉　郑宪友　胡　承　施慧鹏

袁　莉　贾伟涛　顾卓敏　唐剑飞　章振林　程　佳

**秘书处** 刘　珅　孙　辉　芮碧宇

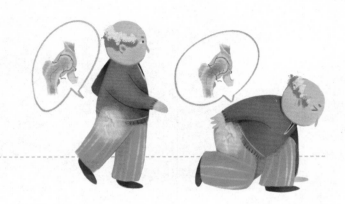

# 目　录

## 1 揭秘髋部骨折 /1

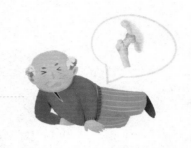

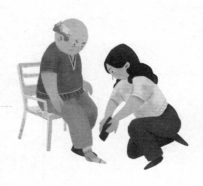

健髋走过 100 岁·漫话老年髋部骨折

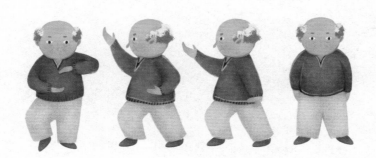

# 揭秘
# 髋部骨折

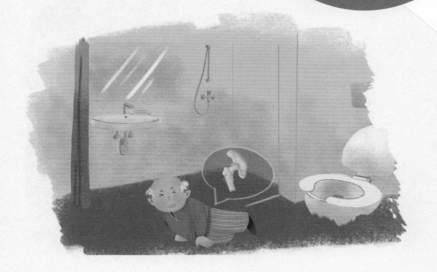

# 突如其来的髋部骨折

髋部骨折从不预约——没有人会预料到自己将要发生髋部骨折。

- 髋部骨折看上去总是突如其来，可事实上也不是您所认为的不可预测。

- 其实老年人的髋部骨折在正式到访之前，会预先跟您打很多次招呼的，只是我们普通百姓往往会置之不理罢了。这一点我们将留待本书的第 5 部分"老年人如何防跌"部分详细讲述。

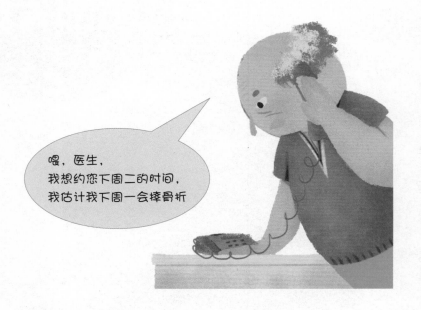

# 跌倒过程中的"骨折菜单"

- 如果真有一份"骨折菜单"，那么在您跌倒的瞬间，如果来得及反应，我们也还是有机会勾选自己的骨折类型的。

- 当然首选的是"没有骨折"。

- 这一点我们将留待本书的第2部分"跌倒后的现场处理"部分详细讲述。

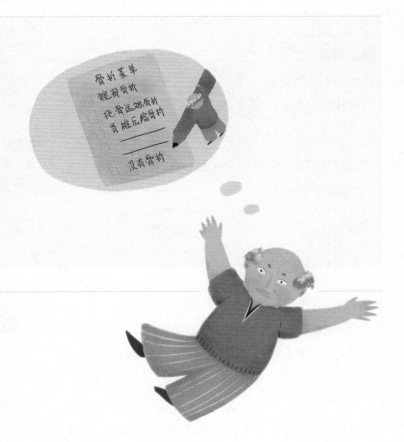

# 跌倒与髋部骨折

## 什么是跌倒

- 跌倒是指突发、不自主的、非故意的体位改变，倒在地上或更低的平面上。

- 按照国际疾病分类（ICD-10），跌倒包括以下两类：

  ➢ 从一个平面至另一个平面的跌落。

  ➢ 同一平面的跌倒。

- 跌倒是我国伤害死亡的第四位原因，而在 65 岁以上的老年人中则为首位。老年人跌倒死亡率随年龄的增加急剧上升。跌倒除了导致老年人死亡外，还导致大量残疾，并且影响老年人的身心健康。如跌倒后的恐惧心理可以降低老年人的活动能力，使其活动范围受限，生活质量下降。

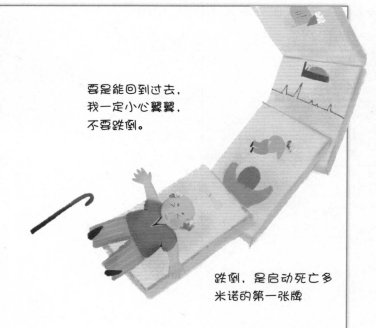

要是能回到过去，我一定小心翼翼，不要跌倒。

跌倒，是启动死亡多米诺的第一张牌

# 老年人跌倒可以预防

- 老年人跌倒的发生并不是一种意外，而是存在潜在的危险因素，老年人跌倒是可以预防和控制的。

- 在西方发达国家，已经在预防老年人跌倒方面进行了积极的干预，大大降低了老年人跌倒的发生概率。

- 本书从老人防跌意识提升、日常生活干预角度，用漫画的形式进行讲解，希望能够帮助到广大老年朋友避免跌倒，健康长寿。

跟我念三遍：
不要跌倒！
不要跌倒！
不要跌倒！
会变身"不倒翁"。

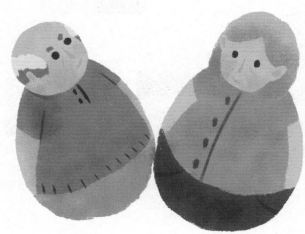

我还不如看一遍
《健髋走过100岁——
漫话老年髋部骨折》呢！

# 髋部骨折意味着什么

- 除了忍受疼痛之外，髋部骨折会导致身体功能的丧失、社会交往的减少、依赖性的增加以及糟糕的生活质量。

- 髋部骨折一旦发生，将是改变您接下来人生的重大事件。本书会为您详细讲述如何应对突如其来的髋部骨折。

- 为了应对这件大事，您将需要：

  ➤ 手术来修复您的骨折。

  ➤ 时间来愈合您的骨折。

  ➤ 努力来恢复您的功能。

  ➤ 信心来回归您的生活。

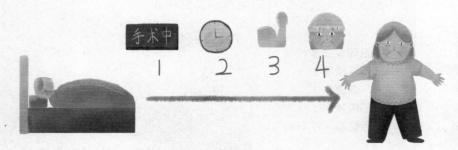

- 许多髋部骨折的人需要改变他们的生活条件和环境，例如从家里搬至养老院。

# 髋部骨折有多常见

- 髋部骨折是一种非常常见的损伤，主要影响老年人。同时也是医院骨科需要进行住院手术治疗的最常见原因之一。

- 目前，我国已进入老龄化社会，65 岁及以上老年人已达 1.5 亿。按 33% 的发生率估算，每年将有 5000 多万老年人至少发生 1 次跌倒。

- 随着人口老龄化的日益加重，被称为"人生最后一次骨折"的老年髋部骨折发病率逐年上升，预计 2020 年我国老年髋部骨折人数将达到 180 万 ~200 万。

- 老年髋部骨折严重威胁着老年人的身心健康、日常活动及独立生活能力，也增加了家庭和社会的负担。

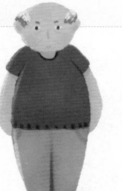
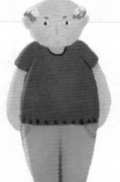
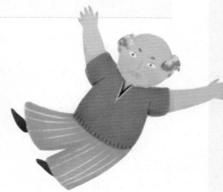

三分之一

65 岁以上老人每年至少跌倒一次

# 髋部骨折了会怎样

如果我的亲戚长辈发生了髋部骨折，我会非常紧张。第一，因为这是髋部骨折，比其他骨头的骨折更为严重；第二，因为这是髋部骨折，极大地增加了老年人的死亡风险。

· 60 岁及以上老年人一旦发生髋部骨折，将有 20% 以上的概率在骨折后 12 个月内死亡。

· 与非髋部骨折相比，老年人髋部骨折前 3 个月的死亡风险是其他类型骨折的 5~8 倍。糟糕的是，近 10 年来该死亡风险一直保持持续增长。

**老年髋部骨折的平均预后情况**

· 25% 的老人可以完全康复。

· 25% 的 65 岁以上患者在一年内死亡。

· 30% 骨折一年后永久残疾。

· 40% 需家庭护理。

· 50% 需拄拐杖或助行器。

· 80% 不能独立完成至少一项日常活动。

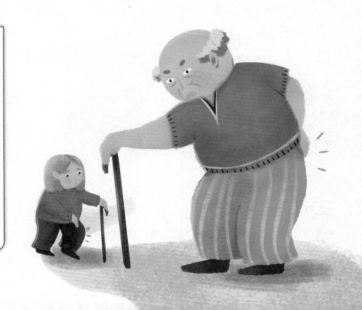

# 髋部在哪里

- 髋部是连接我们躯干和双腿的重要承重关节，负责把我们的体重分摊到双腿上去。

- 髋关节是一个典型的球窝关节，是一个可以旋转的关节。

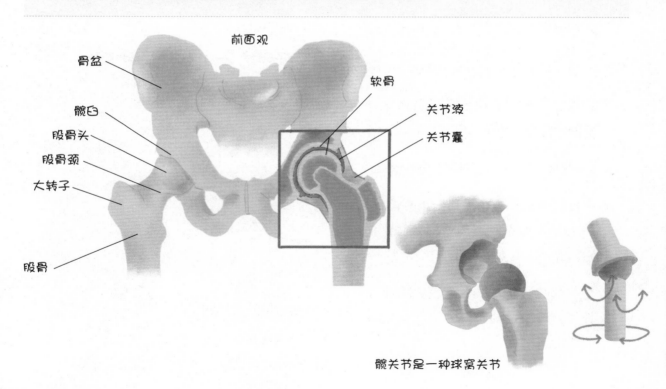

前面观

骨盆

髋臼

股骨头

股骨颈

大转子

股骨

软骨

关节液

关节囊

髋关节是一种球窝关节

# 什么是髋部骨折

- 髋部骨折，顾名思义，就是髋部发生了骨折。

- 您的髋部可以在不同的地方发生骨折，最常见有两种：

  ➢ 股骨颈骨折：关节囊内的骨头断裂。

  ➢ 转子间骨折：关节囊外的骨头断裂。

- 骨头骨折的地方决定了骨科医生建议的治疗方法 (详见后文)。

- 您的髋部骨折也可以移位或不移位。

- 移位骨折是骨折已经移出正常位置。如果骨头碎片已经移动，就需要把它们放回正常对齐的位置。

- 在非移位骨折中，虽然已经发生了骨折，骨头碎片也仍然在正常对齐的位置。

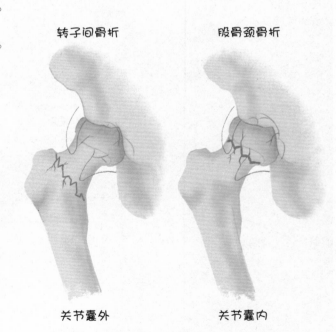

转子间骨折　　股骨颈骨折

关节囊外　　关节囊内

# 两种类型的髋部骨折

## 股骨颈骨折：非移位骨折 vs 移位骨折

股骨颈骨折的症状主要有两种情况：

- 如果是有移位的骨折，一般表现为髋部的疼痛，不能站立行走，功能活动受限，甚至出现肢体的短缩、外旋和畸形等。

- 如果是无移位的或者嵌插型的骨折，症状往往比较轻微，很多患者可能自己觉着没事，对于就诊和治疗不以为然。医生却往往十分较真：对于有明确外伤史的老年患者，如果 X 线平片不能完全诊断，还需要进一步做 CT 或磁共振检查，以防漏诊。

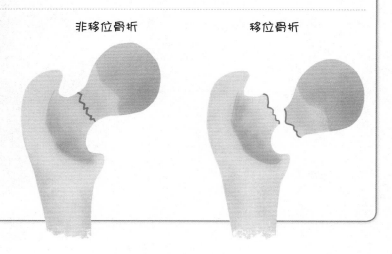

非移位骨折　　　　移位骨折

## 股骨转子间骨折

- 转子间骨折，外旋畸形可以达到90°。所以有经验的医生在老人被推进急诊室的一瞬间，根据骨折腿的旋转位置，心里就有数了。不过还是会拍摄 X 线来确认具体的骨折线。

- 转子间骨折一般需要做手术来治疗。手术中大多需要用钢板－螺钉系统、髓内钉等内植物来固定骨折。

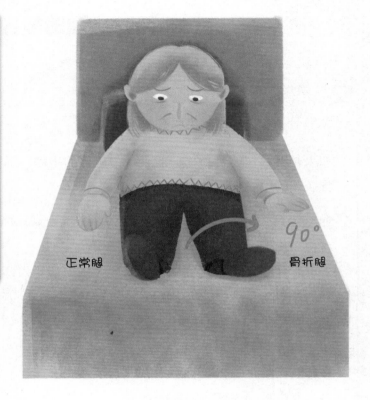

正常腿　　　　　　骨折腿　90°

# 股骨头坏死

- 骨头的血液供应系统主要由一条"环线"负责。这条动脉环线平日里血流非常充沛，可是一旦老年人的股骨颈发生骨折，就有可能会遭到破坏。股骨头一旦没了血液供应养分，不但影响骨折愈合，而且易发生股骨头缺血性坏死及塌陷。

- 股骨头坏死自 20 世纪被人们所认识以来，就是骨科的三大顽症之一。在民间也有一句俗话，股骨头坏死是不死的癌症，可见股骨头坏死对患者造成的痛苦。

- 股骨头坏死是股骨颈骨折的常见并发症之一。

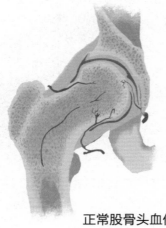

正常股骨头血供

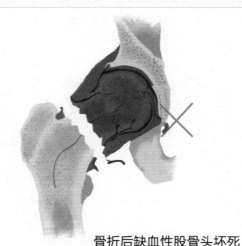

骨折后缺血性股骨头坏死

# 髋部骨折是什么感觉

## 如果您不幸发生了髋部骨折

- 您将会在受伤的髋部周围感到疼痛，通常位于大腿外侧或腹股沟区域。

- 您将无法活动您的髋部，站立或行走。受伤的腿与另一条腿相比，有时看起来稍短一些，向外翻转。

- 您也可能会感到头重脚轻，一方面这是因为疼痛，另一方面骨折可能导致内部出血，这可能会导致您的血压下降。

- 当然，也有一部分髋部发生骨折后，骨折嵌插在一起，暂时感受不到疼痛，甚至还能站立行走。但是，走着走着，骨折大部分就移位了，疼痛了，需要治疗了……

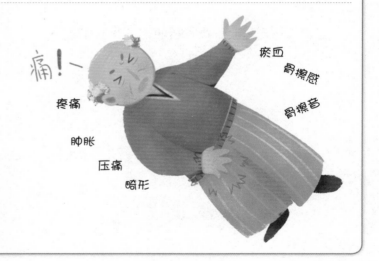

痛！

疼痛

肿胀

压痛

畸形

瘀斑

骨擦感

骨擦音

# 为什么老年人容易发生髋部骨折

- 很多老年人摔倒之后，常常出现髋部骨折（股骨颈或者转子间骨折）。

- 出现这种情况的主要原因，我们很多时候都想当然地认为：是因为老年人骨质疏松嘛！

- 其实这种想法并不完全正确。骨质疏松是骨的问题，是原因之一。而更多的原因来自老年人的肌肉。

- 老年人活动时肌肉不协调也是重要因素。

- 人一生的行走姿势变化过程，是身体重心逐渐后移的过程。

- 到了老年，即使在站立状态，身体重心已经移到了脚跟，行走时身体重心在脚后面，如果出现两腿肌肉力量不协调时则容易出现侧向跌倒。由于重心在脚后，所以多是斜坐在地，股骨颈或转子最外侧和后侧受到暴力撞击，从而出现骨折。

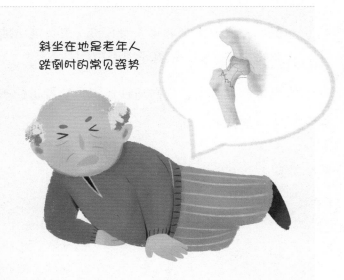

斜坐在地是老年人跌倒时的常见姿势

# 稳步走过 100 岁

- 我们不仅仅主张老年人要长寿，更要健康地、高生活质量地长寿，让我们的跌倒风险来得更晚一些，最好不要来！

- 继续阅读本书，提高防跌意识，学习防跌知识，创造防跌环境，练就防跌体质，稳步走过 100 岁。

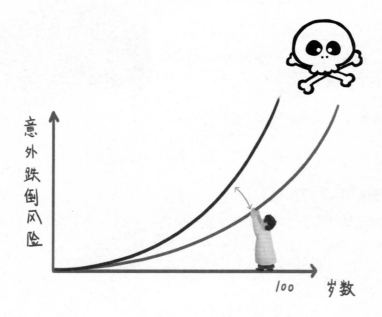

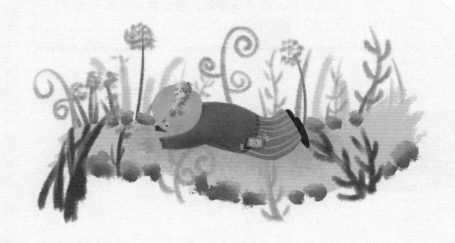

**2**

# 跌倒后的
# 现场处理

# 跌倒了，怎么办

**当您跌倒后，如果可以起身**

- 跌倒后第一件事，先深呼一口气，看看自己有没有受伤。即使您觉得自己啥事也没有，也要慢慢地起身。

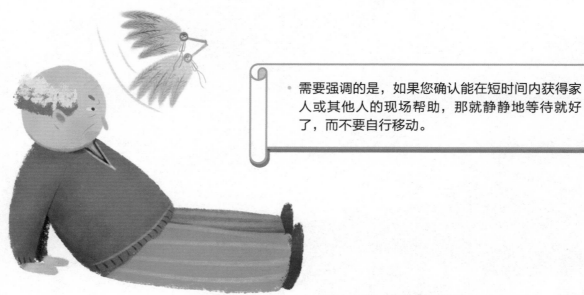

- 需要强调的是，如果您确认能在短时间内获得家人或其他人的现场帮助，那就静静地等待就好了，而不要自行移动。

~慢慢地~

保持冷静，按照下面演示的
六步慢慢起身

**步骤 1**

- 如果是背部先着地，应弯曲双腿，挪动臀部到放有毯子或垫子的椅子或床铺边，然后使自己较舒适地平躺，盖好毯子，保持体温，如有可能要向家人寻求帮助。

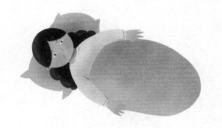

**步骤 2**

- 休息片刻，等体力准备充分后，尽力使自己向椅子的方向翻转身体，使自己变为俯卧位。爬向椅子或将身体拖拉到椅子旁。

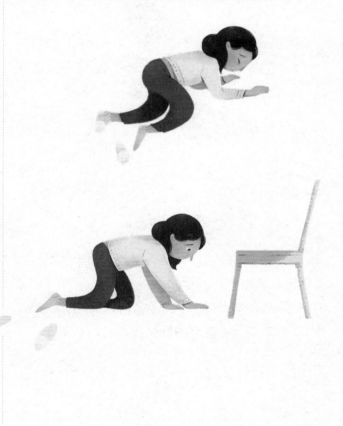

**步骤 3**

- 双手支撑地面，抬起臀部，然后使自己面向椅子跪立，双手扶住椅面。

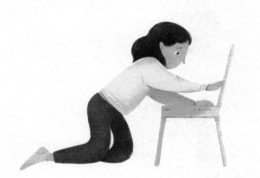

步骤 4

- 将一腿膝盖挪到前方，并将前方的脚平踏在地板上。

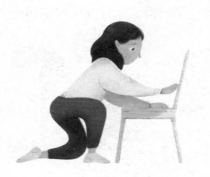

步骤 5

- 用手臂和双腿支撑身体的重量，并以椅子为支撑，尽力站起来。以臀部为中心转动身体。如果仍有头晕情况后，应保持坐位，直到无头晕才缓慢站立起来。

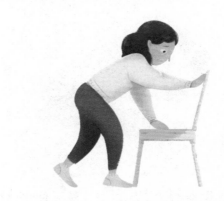

步骤 6

- 休息片刻，部分恢复体力后，打电话寻求帮助——最重要的就是报告自己跌倒了。

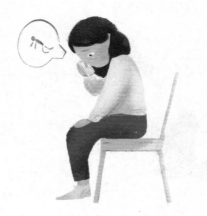

## 当您跌倒后，如果无法起身

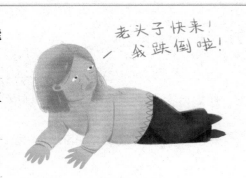

老头子快来！我跌倒啦！

- 如果跌倒损伤较为严重，应待在原地，尽可能保持原有体位，并及时拨打求救电话。

- 如果您感觉到任何不舒服或者无法起身，请立即求救。

  ✓ 如果认为周围有人可以听到，可以大声呼救。

  ✓ 如果手边有任何应急呼叫装置或者电话，赶紧使用。

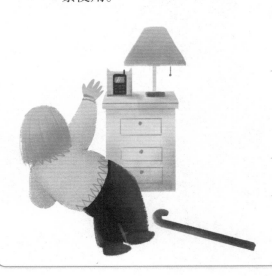

  ✓ 如果以上两点无法做到，想办法挪动自己身体到有电话或者可以被人听到的地方。

  ✓ 可以用您的拐杖或者其他身边的物体制造尽可能大的噪声。这个时候不求关注还等到什么时候？

  ✓ 找个最舒适的姿势，等候救援。

  ✓ 如果可以，在头下面枕上一个枕头，并且盖上衣物或者毯子，帮助身体保暖。

# 担心髋部骨折了，怎么办

- 如果您认为您的髋部可能发生骨折，需要尽快去医院。在大多数情况下，这将意味着您需要拨打 120 救护车。因为只有 120 和担架，才能将您相对比较舒适地转运到医院。

- 在等待救护车到达的同时，不要试图移动。您也应该尽量保暖；可能的话用毯子盖住自己。

- 在等待救护车到达的过程中，不要吃或喝任何东西。当救护车到达时，您可能会在转运途中得到一些止痛治疗。当您将被抬上担架，推上救护车，送往医院，就可以稍微安心啦！

# 独自在室外跌倒，如何求助

- 室外环境复杂，危险因数多变，跌倒后如周围无他人情况下，如症状轻微的，应及时将自己身体挪到安全的环境中，待体力充沛后或无不舒服症状后，再扶着可支撑的物体缓慢站起来。如受伤严重无法有效挪动身体，应及时发出求救呼声，以寻求附近人群的帮助，或自行拨打急救电话。

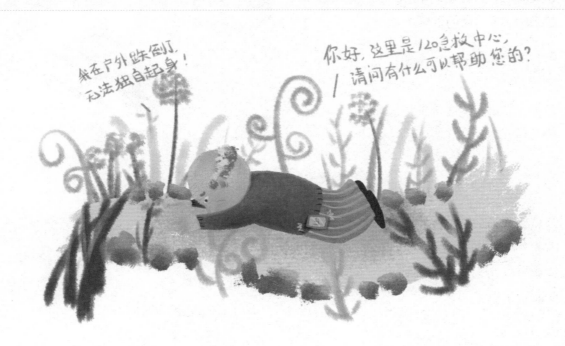

# 老人跌倒该不该扶

- "老人跌倒该不该扶"，成为人们热议的社会现象。

- 其实，"老人跌倒该不该扶"不应该成为一个争议性的话题，帮助老人应该是值得表扬、值得鼓励大家去做的事情。

- 《孟子·梁惠王上》有云："老吾老，以及人之老；幼吾幼，以及人之幼。"这是中华民族的传统美德之一，应当弘扬。

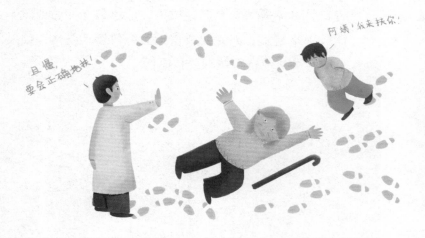

问题的关键是：

（1）您会不会正确地扶？

因为如果不是专业人员，您的动作会对老人造成更大伤害，可能导致更严重的骨折，好心反而帮了倒忙。

（2）您扶得是不是及时？

首先要通知老人家属，拨打120求助，第一时间给老人最好救助，这样对得起自己良心也帮助了老人，不要怕多事而匆匆走开，耽误了最好的救治时间。

# 如何帮助跌倒的老人

如果发现跌倒的老人意识不清，立即拨打急救电话：

(1) 有外伤、出血，立即止血、包扎。

(2) 有呕吐，将头偏向一侧，并清理口、鼻腔呕吐物，保证呼吸通畅。

(3) 有抽搐，移至平整软地面或身体下垫软物，防止碰、擦伤，必要时牙间垫较硬物，防止舌咬伤，不要硬掰抽搐肢体，防止肌肉、骨骼损伤。

(4) 如呼吸、心跳停止，应立即进行胸外心脏按压、口对口人工呼吸等急救措施。

(5) 如需搬动，保证平稳，尽量平卧。

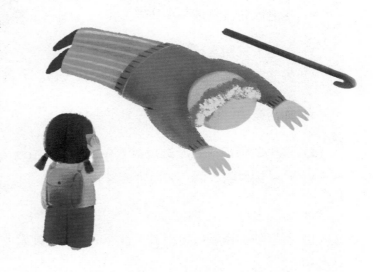

如果发现跌倒的老人意识清楚：

(1) 询问老人跌倒情况及对跌倒过程是否有记忆，如不能记起跌倒过程，可能为晕厥或脑血管意外，应立即护送老人到医院诊治或拨打急救电话。

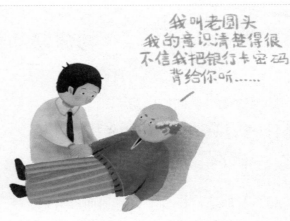

(2) 有外伤、出血，立即止血、包扎并护送老人到医院进一步处理。

(3) 如老人试图自行站起，可协助老人缓慢起立、坐、卧休息并观察，确认无碍后方可离开。

(4) 如需搬动，保证平稳，尽量平卧休息。

(5) 发生跌倒均应在家庭成员／家庭保健员陪同下到医院诊治，查找跌倒危险因素，评估跌倒风险，制订防治措施及方案。

若有以下情况，不要搬动老人，立即拨打急救电话：

(1) 有剧烈头痛或口角歪斜、言语不利、手脚无力等，提示脑卒中的情形。

(2) 有肢体疼痛、畸形、关节异常、肢体位置异常等，提示骨折的情形。

(3) 有腰、背部疼痛，双腿活动或感觉异常，以及大小便失禁等，提示腰椎损害的情形。

我叫老圆头
我的意识清楚得很
不信我把银行卡密码
背给你听……

# 如何安全帮助老人起身

- 如果您看到有人跌倒，切勿把跌倒的人直接拉起来。先看他有没有意识，再看是否有受伤（参照前文）。

- 如果跌倒者意识清楚，伤得不重，感觉可以起身，您才可以参照以下步骤帮助他起身。

- 切记，要让跌倒者自行移动，协助者只是从旁指导，不可代劳。

步骤 1

- 您可以取来一把牢固的椅子；帮助跌倒者翻身侧躺，先弯曲上面的腿；帮助他／她进入半坐的姿势。

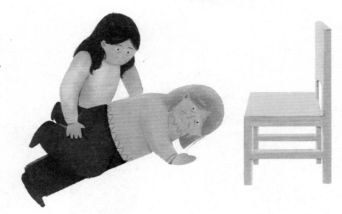

**步骤 2**

- 您自己来到跌倒者身后，护住跌倒者的两侧髋部，帮助他/她用双手扶住椅面，直跪在椅子前。

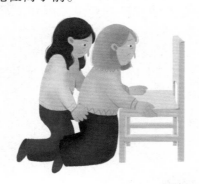

**步骤 3**

- 让跌倒者扶稳椅子，把感觉更有力的那条腿探向前方。您可以帮助、引导他/她伸腿的方向。

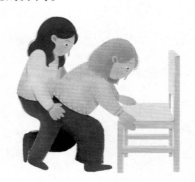

**步骤 4**

- 紧紧护住跌倒者的双侧髋部，帮助他/她站起来，转身，坐上椅子。

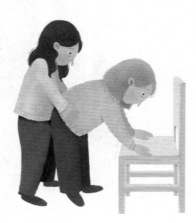

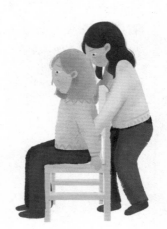

# 如何判断老人是否发生骨折

## 询问老人有无外伤史

- 若怀疑老人发生骨折时，家属应询问其近日有无滑倒或跌伤的情况。如果有，一定要倍加小心。因为，有时老人所受的外伤虽然非常轻微，却往往会导致严重的骨折。如老人从 33 厘米高的床上跌落就可能导致其髋部骨折；如老人在楼梯上滑倒，臀部着地也可能发生腰椎骨折等。

## 观察局部症状

- 局部疼痛、肿胀、活动受限是骨折最常见的表现。也有部分病人在受伤的当时其疼痛、肿胀的症状可能较轻，甚至可以忍痛进行日常活动。2~3 天后其症状才开始明显，受伤局部的皮肤会变得青紫，受伤部位肿胀明显，不能触碰，局部不能活动。

## 看受伤后身体有无畸形

- 如果老人跌跤后身体出现畸形，一般可以直接肯定有骨折的存在。但若受伤的程度相对轻微，有时畸形并不明显。

- 老年人常见的髋部骨折有时表现为脚部外旋或肢体的缩短。

# 未雨绸缪：如何降低伤害

- 意外无法预测，因此无法预先得知您可能跌倒的地点、时间或严重程度。虽然大部分的意外跌倒并不会带来严重伤害，却仍有许多人无法自行起身。

- 跌倒造成的伤害程度，取决于您如何跌倒，跌倒的地点和时间，骨骼状况，皮肤的强韧度，以及救援抵达的速度等因素。

### 首先，要明确如何跌倒、哪里跌倒、何时跌倒

- 大部分的跌倒意外发生在站立状态。若站立的地点高度过高，哪怕只是一级台阶，也可能造成严重伤害。

- 若您撞到通道上的物品而跌倒，也会加深伤害的程度。

- 在酷暑、寒冬或天气不好的户外跌倒，也会对身体造成莫大的压力，特别是在当场无法立即获得救援的情况下。

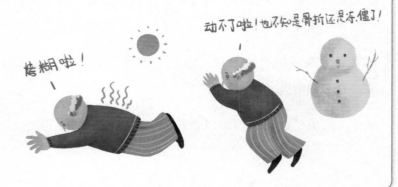

- 因此未雨绸缪，在意外还没有到来之前拟定保护自己的应急方案非常重要。这可以让您在平时生活时感到更安全、更安心，也可以在突发状况发生时掌控自己的命运。

**您可以这么做**

- 移除杂乱物品，特别是会造成严重伤害的东西，例如：玻璃茶几。

- 由于老年人骨骼及皮肤的强度和韧性不再如从前。从现实角度，考虑是否需要髋部保护器，或者哪怕挂一根手杖也是不错的。

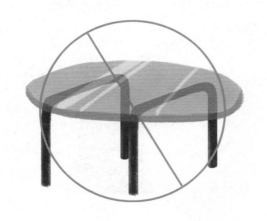
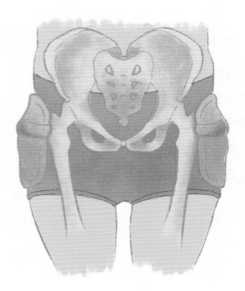

## 其次，拟定求助计划

- 警报系统：考虑随身带一个警报装置，以备您跌倒后无法站起来可以求救。

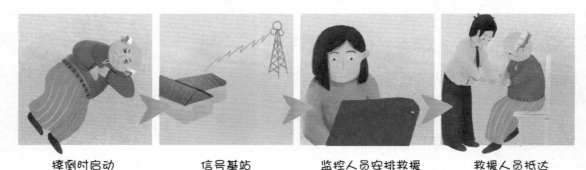

摔倒时启动　　　信号基站　　　监控人员安排救援　　　救援人员抵达

一般警报系统工作流程

- 让救助者能够进入现场：救助者必须能够进入现场才能帮助到您，在朋友、邻居或者住在附近的亲戚那里留一把备用钥匙。每天与固定的人员保持正常联络也是一个好习惯。

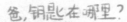

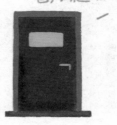

- 将紧急求助电话用大字写出来放在电话旁边。

- 将一台电话放在地板上，以防止您跌倒之后无法站起。

# 发生跌倒时，如何正确着地

## 保护头部

- 当您跌倒时，毫无疑问，应该首先保护您的头部。头部被跌坏的后果从脑外伤到脑死亡不等，而无论哪种，都不是您想要的。所以保护头部，从以下动作做起：

- 低头颔首，不要介意这个时候出现的双下巴，那反而让您更安全。

- 如果不巧面部朝下，赶紧扭过头去吧。

- 将您的手臂抬高至头部水平以获得额外的保护，如果向前跌倒就放在面前，向后倾倒就放在脑后。

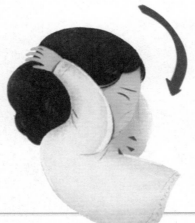

### 翻个身

- 如果不巧正好是仰面跌倒或者是面朝地面跌倒，记得在跌倒过程中来个 90° 空翻，尽量换成侧面软着陆。

- 背部或者头面部直接着地，相比较侧面而言，会造成更严重伤害。

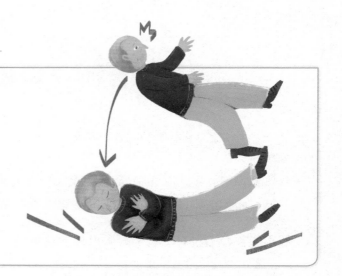

### 屈曲四肢

- 在您跌倒的过程中，您一定下意识地拼命挥舞双手，想要抓住个一根稻草之类的东西。可事实是，落地时如果用双臂试图撑起您整个身体的重量的话，有可能会导致手腕或者上臂的骨折哦。

- 所以正确的姿势应该是屈曲您的四肢，像胎儿在母亲子宫里的情形一样，那是最安全的姿势。

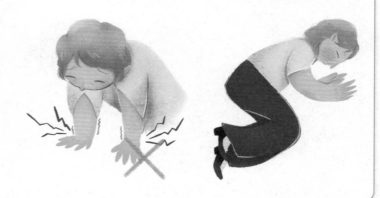

## 触地后顺势翻滚

- 如果有能力，最好的办法就是触地后顺势翻滚，就像很多跑步爱好者或者特种兵部队那样。

- 因为翻滚这个动作本身就会吸收、化解掉冲击力，而这些冲击力原本是要直接作用在您的身体上的。

- 不过这个动作有点难度，您可能需要在健身房里找个垫子多多练习，最好有教练陪同。

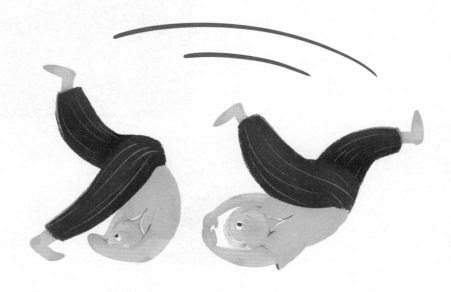

## 增加接触面积

- 安全着落的一大前提是尽可能多地将冲击力分散到身体的大部分区域。着力点集中在一处的话，很容易造成那一点的严重创伤。

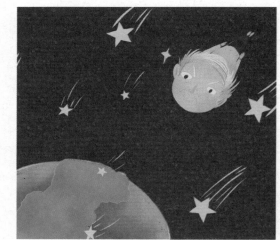

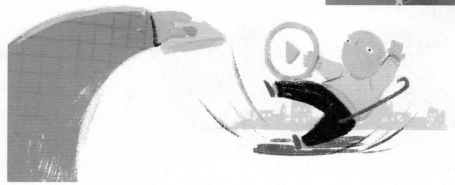

# 3

# 髋部骨折
# 就医助手

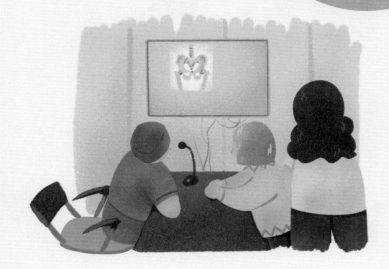

# 术前就医指南：急诊室

- 老年人如果不小心跌倒了，需要及时送往医院，通常会被送到急诊室。

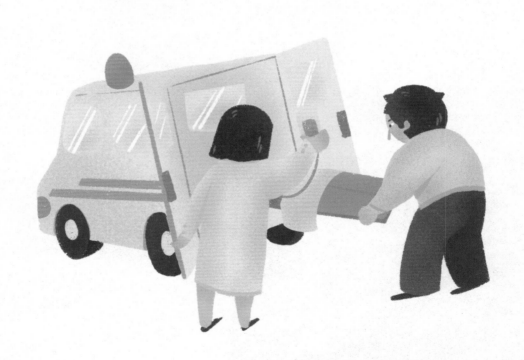

## 早期评估

- 在急诊室，病情会被迅速评估。如果需要，您可能会得到一定的止痛治疗，同时会被送去做 X 线检查，以便医生判断髋部骨骼情况。

- 这些检查会花费一些时间，在这期间可能需要静脉输液，防止身体脱水。

- 除了骨科医生外，另外还会有其他医生来给您会诊，排除或确认您其他方面的健康问题。

- 有时，在标准的 X 线片上看不到有明确的骨折，但是您又有明显的髋部疼痛，此时可能需要进一步做 CT 或 MRI 检查。有时骨折确诊后，仍然需要进行 CT 检查，以更详细地了解骨折的形态，为制订手术方案提供参考。

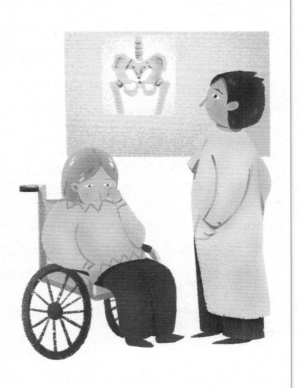

## 早期处理

- 保暖、输液等。

- 患者多伴有重度疼痛，医生会对您进行疼痛评估，并开始镇痛治疗。

- 对于老年髋部骨折，有时还会进行牵引，包括皮牵引和骨牵引。

## 髋部骨折治疗方案

- 大多数老年髋部骨折患者都需要通过手术来进行治疗。

- 术前评估一般由骨科医生和内科医生共同进行，常见评估项目包括：生命体征、营养状况、水电解质平衡、疼痛程度、精神和意识状况、大小便情况、合并其他疾病情况、伤前活动能力和功能状况、患者生活环境和家庭社会状况、发生压疮的风险等。

- 手术的类型将取决于您的骨折位置（股骨颈骨折还是股骨转子间骨折），骨折移位情况以及您可能患有的其他潜在健康问题。

- 您的骨科医生会和您还有您的家属讨论接下来的各种可选方案。

# 艰难的抉择：术前谈话室

## 三次选择，三次全要对

- 当生命只留给您三个选择的机会，三个全部要选对，你才能继续很好地活下去。您会如何选择呢？

- 每一个机会的背后都存在着风险，您会如何选择？

- 这个选择的难题几乎每天都在骨科病房上演，在这里，主角就是发生骨折的老年人。

- 老年人、家属将和医生团队一起共同面对"灵魂三问"：

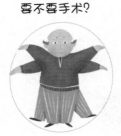

要不要手术？

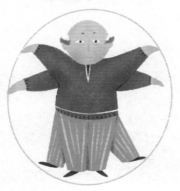

要做哪种手术？

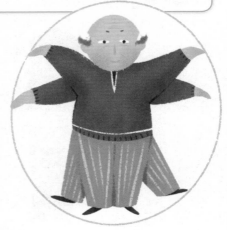

要不要马上手术？

## 髋部骨折真的是"人生最后一次骨折"吗

- 我们一般用成语"命悬一线"形容处境危险，随时可能丧失生命。那么此时髋部骨折老年人的处境，简直就是"命悬 1/8 线"。

- 命悬 1/8 线！原来老年髋部骨折这么凶险啊，难怪被喻为"人生最后一次骨折"。

- 其实这个说法来自以前骨科技术不是那么发达的时候，髋部骨折的患者往往得不到有效及时的手术治疗，往往选择保守治疗，回家卧床静养。殊不知，这条保守治疗道路上充满了重重陷阱，每一个都会要了老年人的命。髋部骨折是"人生最后一次骨折"的"雅号"也就由此而来。

- 其实确切地讲，不是所有的髋部骨折都是"人生最后一次骨折"；而采用保守治疗的髋部骨折则更像是"人生最后一次骨折"。

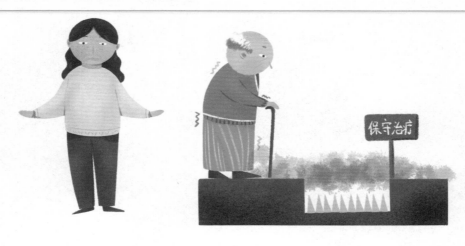

### 熬过了心梗支架，熬过了胃癌化疗，跌一跤，走了

- 很多选择了回家进行保守治疗的患者家属都想不明白，为啥躺着还会死？

- 一位保守治疗的家属曾经哭诉：自己的父亲熬过了心梗支架和胃癌化疗，这一道道坎都过来了，没想到最后却因为跌了一跤，走了。

- 其实，这里面有太多的遗憾和无奈了。

- 那么，为何在家躺在床上"静养"还会"走"了呢？其实，带走老年人生命的不是骨折本身，而是因为躺在床上引发的肺部感染、压疮、静脉血栓等并发症。

熬过来

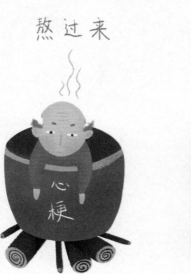

熬过来

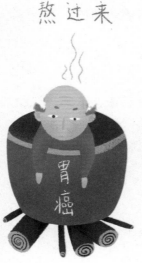

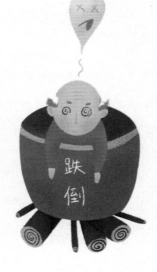

## 并发症：骨折－不动－肺部感染

- 对选择保守治疗的患者进行追踪研究发现，导致死亡最大的并发症是肺部感染。

- 如果老年人卧床，骨折部位稍有活动就会疼痛，翻身困难，更别说坐起来了。这样一来，肺部的分泌物（痰）无法顺利排出，时间一长，就"积攒"在肺部，容易引发肺部感染，从而导致死亡。

- 而做手术的患者，虽然说不能马上就下地，但是，可以在医生的指导下，半卧位坐起来，或者翻身侧卧，可以将痰顺利排出来。

- 事实上，即使肺部有轻微感染征象，也不是手术的禁忌证，因为如果继续卧床，不利于肺部感染的控制和好转。

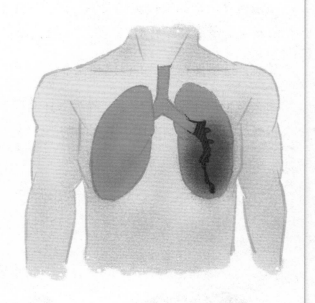

## 并发症：骨折－不动－静脉血栓

- 骨折之后，人体血液处于高凝血状态；选择保守治疗的老年人又是躺着，下肢处于长期的不活动的状态，血液流动缓慢，就容易引发静脉血栓。

- 如果血栓脱落，随着血循环流到肺部，就可能出现致命性肺栓塞，导致死亡。

要不要手术？

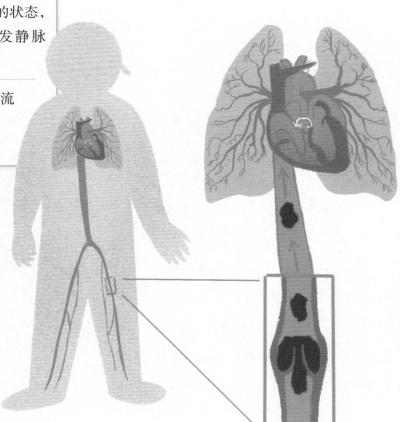

## 并发症：骨折－不动－泌尿系统感染

- 如果老年人骨折后长期卧床的话，很有可能会影响到膀胱，出现尿潴留，就很容易引起泌尿系统感染。

- 一般患者会出现尿频、尿急，严重的甚至有可能会出现尿血、发热等症状。

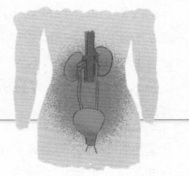

## 并发症：骨折－躺着－压疮

- 髋部骨折老年人不得不长期卧床，如果一个卧位姿势长时间保持不变，一旦超过 2 小时，被压迫的局部骨突处皮肤就会发红。

- 通常，护理的家属大多会重视骨折患者的受伤部位，却很少会注意患者卧床后受压部位的皮肤变化。

- 这些部位因持续受压引起局部组织缺血、缺氧和营养不良，进而发生坏死溃烂，形成压疮（也称压力性溃疡）。

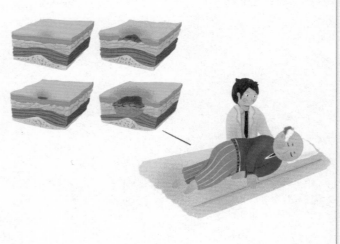

既然保守治疗如此凶险，那就听
医生的，咱们做手术还不行吗？
可对于髋部骨折的老年朋友来说，
"开刀不是你想开，想开就能开"。

要不要手术？

## 手术路上的拦路虎：合并疾病、围手术期并发症和骨质疏松

- 老年患者多合并各种内科疾病，围手术期并发症发生率和病死率较高。同时老年人往往有骨质疏松，局部骨量和强度下降，内固定把持力降低，导致内植物失败的风险增加。因此即使选择手术，对于医生来说也是极大的挑战。

- 不做手术吧，回去要面临各种并发症；做手术吧，又要跨过各种拦路虎。所以对于这条"要不要手术"的生死抉择，家属往往就会陷入两难的处境。

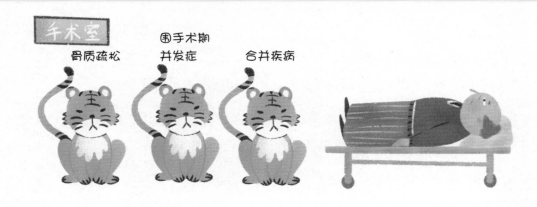

### 老年髋部骨折的合并疾病

- 老年髋部骨折患者往往合并多种全身性疾病。合并疾病是说在您骨折之前就已经陪伴着您的各种慢性病。

- 最常见的合并疾病包括心血管疾病（35%）、呼吸系统疾病（14%）、脑血管疾病（13%）、糖尿病（9%）、恶性肿瘤（8%）和肾脏疾病（3%）。

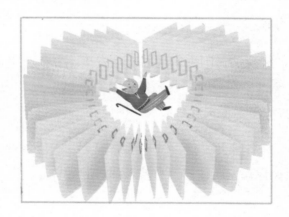

### 老年髋部骨折的围手术期并发症

- 由于合并疾病的存在，老年髋部骨折患者死亡风险比同龄人群高 3 倍。

- 调查显示，该类患者住院期间病死率为 2.3%~13.9%；术后 6 个月病死率增至 12%~23%；男性患者病死率高于女性；约 3/4 老年患者的死因与其合并疾病有关。

- 有些老年朋友，在手术后的某个时间点，甚至马上就要出院了，却不幸去世了。

### 适合您的才是最好的

- 在选择手术或非手术治疗时，需要综合考虑患者的合并损伤、合并内科疾病及其严重程度等，同时还要结合医生的临床经验。需要医生跟患者及家属深入地沟通，评估治疗的风险和获益，选择恰当的治疗方案。

- 尤其是对于合并严重内科疾病的患者，更需要个体化分析手术的风险和由此给患者带来的获益。

- 但无论做出哪种选择，要勇敢面对，快速抉择。

- 老年髋部骨折手术从某种意义上说就是一种"救命手术"。当前的普遍共识是，如果骨折病情需要手术，只要老年人没有明显的手术禁忌，大多情况下，手术还是一种更优的选择。

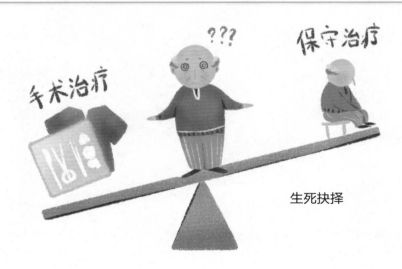

生死抉择

**股骨颈骨折**

- 股骨颈骨折手术选择有以下几种，一般结合患者的病情和医生的经验进行选择。

  ✓ 多枚螺钉固定：3 枚平行螺钉最常见，但螺钉数量和分布方式也在不断改进。

  ✓ 动力髋螺钉：往往需要增加 1 枚螺钉防旋转。

  ✓ 各种新型或改良设计的钢板、髓内钉等系统不断出现。

  ✓ 人工髋关节置换：对于年龄大的患者、骨折移动明显，或骨质量很差无法满足内固定条件等情况，人工髋关节置换是一个合适的选择。

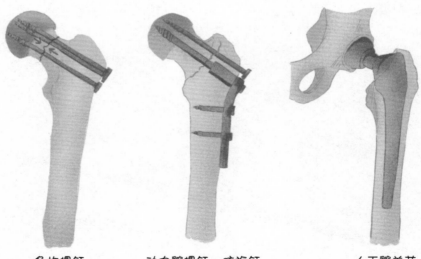

多枚螺钉　　　　　动力髋螺钉 + 防旋钉　　　　　人工髋关节

## 股骨转子间骨折

- 目前临床上把股骨转子间骨折大体上分为稳定性和不稳定性骨折。

- 对于股骨转子间骨折，复位内固定手术是其主要的治疗方式。

- 转子间稳定性骨折的内固定分为髓外固定和髓内固定两大类，对于不稳定性骨折髓内固定有更多的生物力学优势。

  ✓ 髓外固定主要是钉 - 板系统，包括动力髋螺钉、锁定钢板等。

  ✓ 髓内固定包括各种类型的髓内钉系统。目前临床常用的有 Gamma 钉、股骨近端髓内钉、联合拉力交锁髓内钉、微创短重建钉、股骨近端防旋髓内钉等。

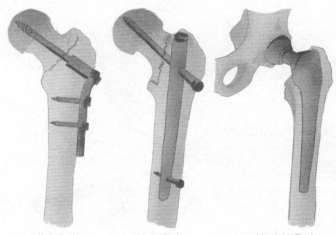

髓外固定　　　髓内固定　　　人工髋关节置换

### 股骨转子间骨折需要人工关节置换吗

- 人工髋关节置换对于转子间骨折并不是一种常规治疗手段，但对于不稳定性转子间骨折伴有严重骨质疏松者，伴有骨关节炎等关节疾患，以及转子间骨折术后内固定失败、骨不连、陈旧性骨折等患者，采用人工关节置换术可允许患者早期完全负重和康复训练，无需等待骨折愈合，避免长期卧床带来的各种并发症。

## 手术时机

- 越来越多的证据支持老年髋部骨折手术应尽早进行，在患者入院 48 小时内手术治疗效果更好，可以减轻疼痛、降低并发症发生率、缩短住院时间，而延迟手术会增加患者病死率。

- 因此，只要患者的身体状况许可，应该尽快手术。因内科疾病而推迟手术的患者病死率最高，而这些患者可能会由于尽早手术得到最大的获益。

- 如果有一条专为老年髋部患者开辟的手术绿色通道就好了！

### 髋部骨折绿色通道

- 上海交通大学附属第六人民医院于 2013 年开始建设老年髋部骨折救治绿色通道。对于符合手术指征的老年髋部骨折患者，自接诊开始即进行相关检查和会诊，整合相关科室医疗资源，在排除手术禁忌证之后，24~48 小时内进行手术，大大降低了并发症的发生率和病死率，提高了诊疗效果，缩短了患者住院及术后康复时间，减轻了患者的经济负担。

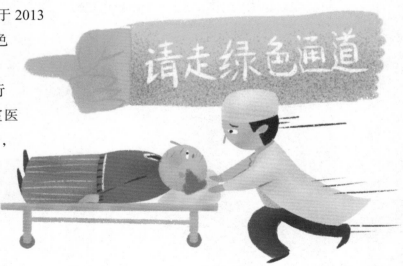

请走绿色通道

# 术前焦点：适合你的麻醉

## 想手术，必须闯过麻醉关

- 其实，对于骨折的老年人来说，谁都不愿意躺着保守治疗，都想尽快手术解决病痛，但在通往手术台的路上，即使您走上了绿色通道，还需要闯过最重要的一关，这就是麻醉。

- 说到麻醉，大家很容易有心理阴影。每个人都听过关于麻醉的恐怖故事（无论是否是虚构的），这些故事会让躺在床上准备手术的您惴惴不安。

- 比如说麻醉医生的给您打的麻药用量（我们叫给药量）吧：给少了，您怕太痛；给多了，您怕变傻。

管够 不痛

量少 不怕

怕痛：1t

怕傻：0.1ug

### 麻醉的一般风险：全麻 / 局麻

- 麻醉是否有风险，这是患者最关心的问题了，经常有患者问，全麻会不会很危险，用了全麻脑子会不会变笨？局麻是不是比全麻更安全？其实，每种麻醉的风险在医生的眼里不分大小，麻醉医生行内有一句话"手术有大小，麻醉无大小"。

- 目前各大医院实施的麻醉方式主要分为全麻和局麻两种。全麻又分为气管内插管和静脉麻醉两种方式。局麻又包括椎管内麻醉、神经丛阻滞和局部浸润。

- 但不管是全麻还是局麻，都已经在临床应用多年，是非常成熟的麻醉方式。只要在熟练和负责任的医生操作下，临床发生意外的机会很小。

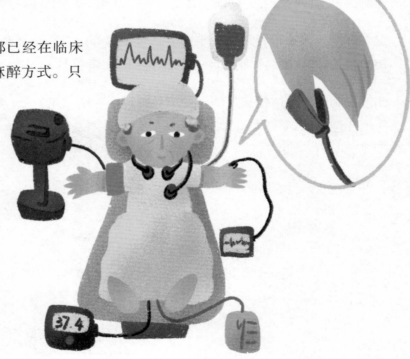

## 三大麻醉方式

- 全麻：虽然全身麻醉能达到满意的麻醉效果，但是对高龄患者循环波动较大，术后并发症较多。

- 椎管内麻醉：具有镇痛效果确切、肌肉松弛满意、对患者呼吸功能影响小、便于控制平面和术中出血少的长处，但大部分老年患者因脊柱退变使椎管内麻醉操作困难增加，往往会增加穿刺的风险。

- 区域阻滞麻醉：对高龄患者的循环影响较小。无禁忌时有麻醉师更倾向于考虑区域阻滞麻醉，这种麻醉可以在超声引导下精确完成。

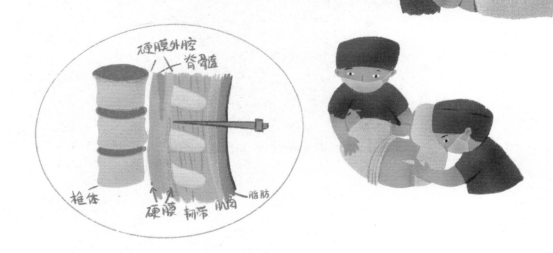

### 个体化麻醉方案：您是麻醉师的宝

- 建议根据患者情况及麻醉主治医师经验和术者要求，选择个体化麻醉方案。

- 要避免因强求某种类型麻醉方式而延期手术。

- 为高龄患者做手术，医生所担的风险可想而知。不管选择哪种麻醉方案，麻醉师都需要把您当宝贝一样全程呵护着，"捧在手里还怕化了"。

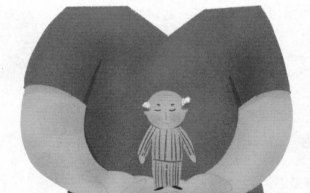

您是麻醉师的宝贝患者

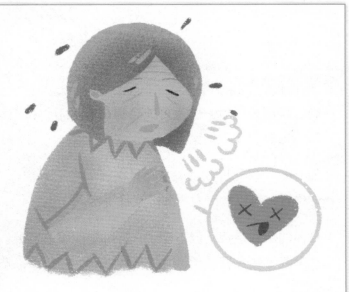

- 对于患者存在的循环容量不足、电解质紊乱、心力衰竭、糖尿病、贫血、低氧血症等，需要尽快进行调整和治疗。

- 但进行过多没有必要的辅助检查，反而会拖延术前评估时间，延误手术时机。

- 不应为了不切实际的目标而延迟手术，如患者合并并不严重的肺部感染，在存在髋部疼痛、患者卧床不能活动的情况下肺部感染很难治疗，因此不建议为了治疗肺部感染而推迟手术。

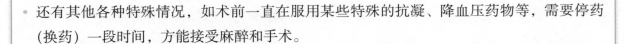

- 还有其他各种特殊情况，如术前一直在服用某些特殊的抗凝、降血压药物等，需要停药（换药）一段时间，方能接受麻醉和手术。

# 术前须知：您关心的人工髋关节

## 我要做人工髋关节置换术吗

- 确诊髋部骨折后，医生可能会提出髋关节置换的治疗方案，但需要您自己决定这个方案是不是适合您。

- 如果股骨颈骨折或髋关节严重破坏，严重影响日常生活和工作，经保守治疗不可能好转的患者，可以考虑做髋关节置换手术。

- 具体的疾病包括，但不限于：类风湿性髋关节炎、股骨头无菌性坏死、髋关节骨关节炎、高龄股骨颈骨折患者、股骨颈骨折骨不连患者、先天性髋关节发育不良患者。

- 年龄也是一个重要的参考指标，65岁以上比较适合人工关节置换手术。但随着人工关节的材料水平的提高，以及手术技术水平的提高，年龄已经不是绝对的界限了。

- 人工关节置换后更重要的价值是，经过手术您可以避免卧床以及由此带来的一系列可能会致命的并发症。

- 让您自己思考这个问题的意义在于：要让您意识到髋关节置换术是重大手术，这个决策会对您的未来生活产生重大影响。

- 另外，您还要做好术后和您的新人工髋关节朝夕相处的准备。有时它会在您的髋部弄出"咯吱咯吱"的磨合感，以提醒你它的重要性。

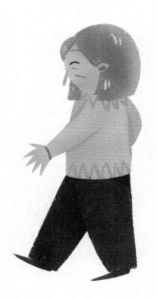

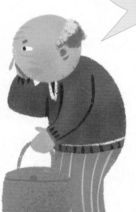

## 什么是人工髋关节

- 现代意义上的人工髋关节出现于 20 世纪 50 年代，由英国的 Charnley 爵士发明。目的是用人工制造的髋关节来替代"坏掉的"髋关节，因手术效果好，患者满意度高，人工髋关节置换被称为 20 世纪最成功的手术发明，每年有上百万患者接受人工髋关节置换术。

- 全髋关节由两部分组成：髋臼侧、股骨侧。

  ✓ 髋臼侧：臼杯、内衬。

  ✓ 股骨侧：球头、股骨柄。

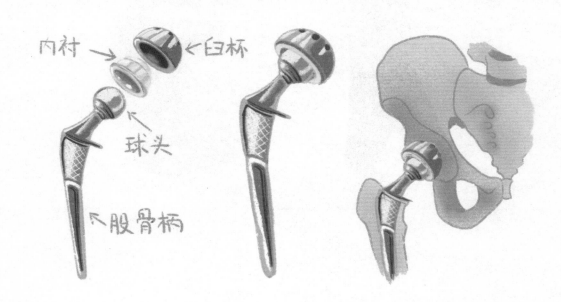

内衬 → ← 臼杯
球头
股骨柄

## 人工髋关节的分类

- 生物型和骨水泥型。

> - 一般骨质量较好、预期生存时间较长、年龄相对不太高的患者，倾向于使用生物型人工关节。
> - 反之，倾向于使用骨水泥型人工关节。

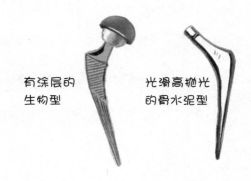

有涂层的
生物型

光滑高抛光
的骨水泥型

### 全髋和半髋的区别

- 全髋关节置换术：用人工部件替换髋关节的"球"（股骨头）和"窝"（髋臼）。

- 半（部分）髋关节置换术：只把"球"（股骨头）这一侧换成人工部件。

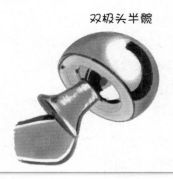

双极头半髋

- 全髋关节的使用寿命比半髋关节更长，所以，只要身体情况允许，医生会更建议做全髋关节置换术。

- 半髋关节置换手术时间更短，步骤更少。身体条件不太好、预计寿命不长的患者，有可能做半髋关节置换术。

- 如果患者的髋臼有病损或畸形，只能采用全髋关节置换术。

## 不同材质的髋关节之间的区别

- 按材质分类：金属－聚乙烯假体、陶－聚乙烯假体、陶－陶假体。

  ✓ 金属－聚乙烯假体：金属球头和聚乙烯内衬的组合。

  ✓ 陶－聚乙烯假体：陶瓷球头和聚乙烯内衬的组合。

  ✓ 陶－陶假体：陶瓷球头和陶瓷内衬的组合。

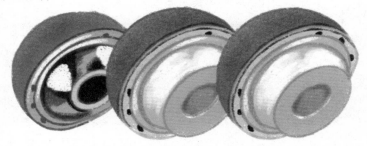

- 三种假体的机械磨损寿命有差别，陶－陶假体是最耐磨的关节，相对的，金属－聚乙烯假体的机械寿命最短。

- 陶－陶关节假体是最耐磨的，因为陶瓷材料非常光滑，很少会形成磨损颗粒，这样就不会出现骨溶解。在欧美发达国家，陶－陶假体的使用比例超过 50%。

- 陶－陶假体还有一个优点就是可以有更大尺寸的股骨头和臼杯，术后人工关节的脱位率更低。

- 选择金属－聚乙烯假体的患者也不用担心，因为金属－聚乙烯假体也是经过时间检验的、可靠的假体。

- 在 20 世纪七八十年代，采用的是第一、二代陶瓷材料，由于当时的制作工艺以及应用等原因，陶瓷材料确实容易出现碎裂。但现在采用的是第四代陶瓷材料，以氧化铝为基础，同时添加了很多抗碎裂的材料，使得现在的陶瓷材料强度、性能都大大提高了，发生碎裂的可能性非常低。

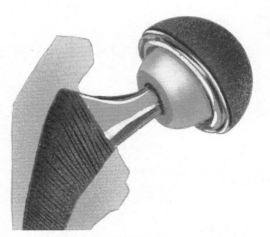

陶－陶关节假体会不会碎裂？

我的新关节能用多久？

- 我们常常会听到：全髋关节假体的使用寿命是多少年，如 10 年、20 年……其实这个说法并不准确。

- 影响人工关节在体内发生松动或磨损、碎裂等情况发生时间早晚的因素很多，可能包括：体重、骨质量、假体类型、外伤或疾病的不同、活动量，甚至活动的轻重缓急等习惯等。当然，手术的质量也是其中一项。

- 在同一个患者身上，这些因素如果大多是负面的，人工关节失用或需要再手术的时间就更早；如果大多是正面的，无疑安全使用的时间就更长。

健髋走过100岁·漫话老年髋部骨折

**手术的痛苦：术前饿，术后躺**

- 老圆头一听说需要手术就连连摆手，想起了自己在几年前做胆囊摘除术的时候，术前一晚 10 点就禁食，直到第二天晚上 8 点才上手术，整整饿了 22 个小时！

- 手术后又等到肠道通气才吃到东西，这种饿得不行又不能吃的感觉，现在回想起来还是那么清楚，真的很难熬。

- 老圆头心想这次是骨折，伤筋动骨一百天，估计情况更加不容乐观：术后，浑身还要插满管子，躺在床上很久都不能动，躺久了听说很容易得肺炎、压疮等并发症。

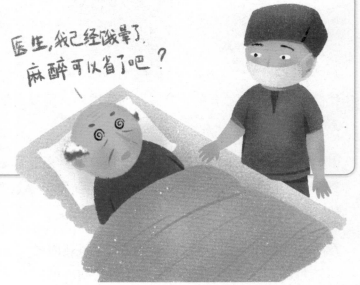

# 什么是术后快速康复（ERAS）

- 术前可以不用挨饿或饿那么久：麻醉前禁止饮食和饮水的时间不一定要像传统手术要求的那么久，具体要求不同地域、不同医院也有所不同。

- 让伤口更美观：尽可能缩小手术切口、减少组织损伤、减少出血、减轻疼痛、促进康复。

- 术前预防镇痛和术后多模式镇痛相结合：采用超前镇痛、多模式镇痛方案联合冷疗，使患者疼痛控制在合理范围，促进康复。

- 优化管道方案：尽量不安置引流管及尿管，或尽早拔除，减少感染可能，提高患者舒适度。

- 功能锻炼及早期下床：尽可能早地进行功能锻炼，手术后第二天行拍片检查后经医生许可即可在医护人员指导下下地行走，有利于关节功能早期恢复，减少各类并发症。

  ……

  这就是当前流行的 ERAS（术后快速康复）的理念。

## 术前准备

- 在您接到护士指示之后，不要吃或喝任何东西。

- 不要使用乳液或爽身粉。

- 不要化妆或戴珠宝。

- 手术前焦虑是很自然的，保持冷静和放松。

- 如果您发现自己变得焦虑，想抽一支烟，打消这个念头。

- 不管怎样，这将会是您迈向更美好明天的巨大飞跃！

- 为了更好地驱散等待手术过程中的焦虑，建议患者畅想一场白日梦，"一旦您完全康复，您梦想做的第一件事是什么？"

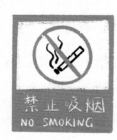

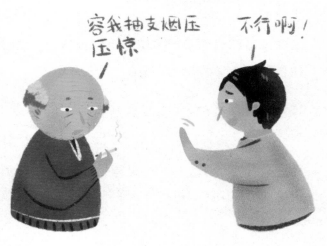

**无忧无虑地走路**

- 排行第一的最受欢迎的梦想就是：走路。

- 我们不是要在西藏进行徒步旅行，也不是为了赢得奥林匹克竞走金牌，只是简单地走路，没有疼痛，没有拐杖。生活中最简单的事情才是最重要的。随着行动越来越方便，随着关节疼痛越来越少，和老伴一起走出去欣赏大自然的美丽也是可以的哦。

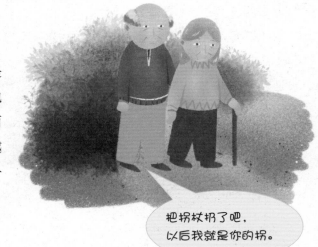

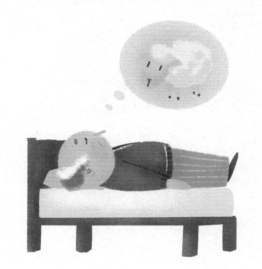

**舒适地睡觉，优雅地起床**

- 很有可能，你现在夜间进入南柯黄粱的旅程不一定顺利。您想要能够以任何姿势睡觉，而不仅仅是仰卧着数羊。

- 当你醒来时，您希望可以以一位独立老年人该有的优雅姿态起床。在没有别人帮助的情况下起床是一项重大的成就！

### 跳广场舞

- 无论您是一位优秀的舞者，还是一个平时羞于释放内心的容易害羞的人，可能都无法拒绝回归广场舞的怀抱。更重要的是，获得舞伴们的鼓励和认可。感觉就像没有经历过骨折和手术，是多么美妙的感觉。

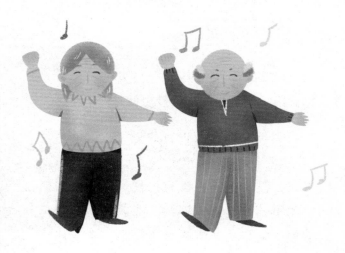

健髋走过100岁·漫话老年髋部骨折

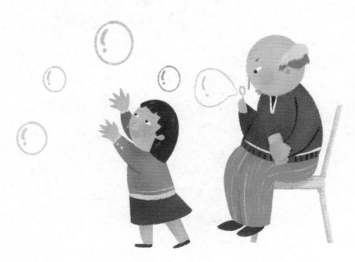

### 和孩子们一起玩耍

- 对于那些家里有孙子孙女满地跑的老年人来说，很难做到冷眼旁观而不参与到孩子们的嬉戏当中。

- 当然依然要当心熊孩子们的恶作剧。

# 手术日：麻醉后发生的事情

- 在您的骨科医生团队消毒铺巾完毕，准备好了完全无菌的手术环境之后（是的，如果这时您不巧醒来，您会看到手术团队穿着太空服，误以为自己被外星人绑架了），他们要做手术切口了。

- 切口将穿过大腿骨顶部的皮肤、组织和肌肉，让您的外科医生可以深入您的髋部，直到您的骨头……

- 一旦您的骨科医生看到您受苦已久的髋关节，他就会精神为之一振，一系列的动作随之而来。

恭喜你，现在您有了一个新的髋关节！

**全髋关节置换术**

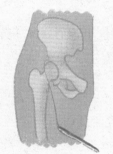

皮肤切口

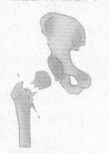

清除病变股骨头

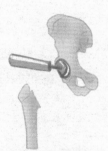

髋臼锉磨髋臼

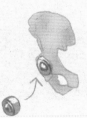

置入髋臼

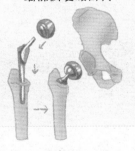

置入股骨假体 + 股骨头

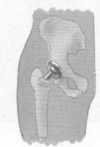

大功告成

- 现在就想爬起来走两步啦！？

- 别着急。

您的骨科医生还需要测试您的新人工关节的适合度和活动度。一般会拍一张 X 线以确保一切正常。但一般情况下，您的骨科医生都会在手术台上用你的手术腿来模拟一些日常动作。例如，您的骨科医生会将您的膝盖抬到胸前，向上抬起腿，等等。

- 一旦您的手术团队确信您的新关节合适，并且可以在不脱臼的情况下进行自然运动，就可以进行最后的评估，以确保您的手术腿稳定、两条腿长度相等，还有，几乎没有脱位的可能性。

- 这时，就可以冲洗切口部位，并用缝线和缝钉缝合切口。

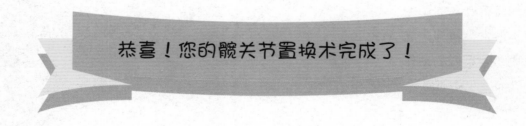

恭喜！您的髋关节置换术完成了！

## 从复苏室到病房

- 手术后，您将被送入康复室，直到醒来。根据您所使用的麻醉剂类型，这可能需要几个小时。在此期间，您将受到密切监护。麻醉苏醒后您会被送入病房。

- 您的家人常常有一个误解：从出病房（进手术室）到返回病房（出手术室）过去好几个小时，认为手术做了很长时间。其实，手术过程一般只有几十分钟，大部分时间都在麻醉准备、手术准备和术后监护。

- 在您住院期间，医生和护士会来查房，他们将检查您的伤口，并做一些检验项目来确诊您的术后康复状态。

- 手术日将是您人生中的一个大日子，您的身体经受了重大的压力。值得庆幸的是，您刚刚所经历的手术是所有现代医学中最成功的手术之一。

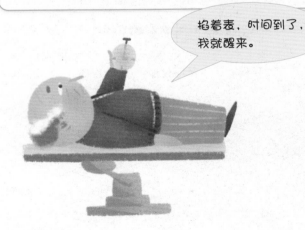

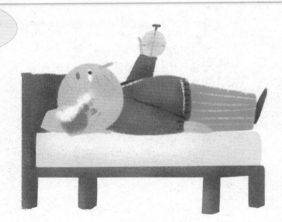

# 术后最痛苦的事情：疼痛

- 术后最痛苦的事情莫过于：术口疼痛。

- 疼痛！是我们所有人对手术最直接的反应。毕竟，没有人喜欢疼痛，当然更没有人喜欢"不知道有多疼"。

- 另一个重要的问题：这个疼痛会持续多长时间？

- 我们先来看看您术后可能会遇到的疼痛吧。毕竟，疼痛越少越好！时间越短越好！

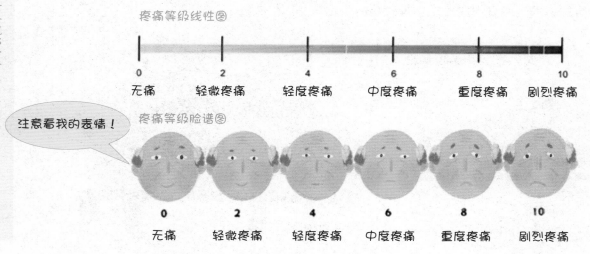

疼痛等级线性图

| 0 | 2 | 4 | 6 | 8 | 10 |
| 无痛 | 轻微疼痛 | 轻度疼痛 | 中度疼痛 | 重度疼痛 | 剧烈疼痛 |

疼痛等级脸谱图

注意看我的表情！

| 0 | 2 | 4 | 6 | 8 | 10 |
| 无痛 | 轻微疼痛 | 轻度疼痛 | 中度疼痛 | 重度疼痛 | 剧烈疼痛 |

**比你还怕痛的器官们**

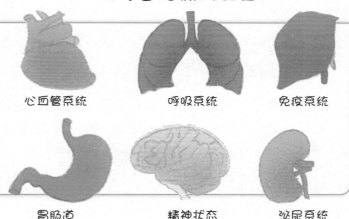

心血管系统　　呼吸系统　　免疫系统

胃肠道　　精神状态　　泌尿系统

## 疼痛可不只是疼痛

- 术后疼痛危害大！不只影响睡眠这么简单！这个危害不会因为您能咬着牙忍过去就不存在了。

- 对于术后疼痛，也许您很能忍，但是您的心血管系统、呼吸系统……他们可不准备忍。

| | |
|---|---|
| **心血管系统** | 导致血压增高，心率增快，甚至心律失常。心肌耗氧增加，使冠心病患者心肌缺血，心绞痛发作。 |
| **呼吸系统** | 导致肺功能降低，疼痛致呼吸浅快，无法有力咳嗽及清除呼吸道分泌物，导致肺部感染和肺不张。 |
| **胃肠道和泌尿系统** | 减少胃肠蠕动和延迟胃肠功能恢复；尿道及膀胱肌运动力减弱，引起尿潴留。 |
| **血液系统和免疫系统** | 肌张力增加，限制机体活动，促发深静脉血栓甚至肺栓塞；免疫抑制，增加感染机会。 |
| **其他** | 心理恐惧、紧张、失眠等心理和精神状态的变化。降低生活质量、增加精神压力。有的患者甚至会有轻生的念头。 |

## 术后药物镇痛

- 对于神志清醒和术后胃肠功能良好的患者，护理团队在静脉镇痛以后，可以以口服镇痛作为延续。

- 很多人都害怕口服处方止痛药（理所当然），因为听说止痛药吃多了会上瘾。但是，在术后这段特定的时期内，止痛药对您的康复绝对有很大帮助。毕竟，止痛药被创造出来……您猜对了……就是治疗身体疼痛的！

- 服用处方药时，请确保您确切知道您正在服用的药物以及何时服用它们。

- 在与您的护理团队沟通之前，不要自行调低医生建议的剂量，这样可能会加剧夜间疼痛，影响睡眠。

- 如果由于太痛苦而无法安然入睡，这样将无法进行必要的锻炼，会大大拖延了您的康复进程。

## 镇痛泵是个什么泵？

- 麻醉医生在术前与您签订麻醉同意书时，会询问是否需要术后镇痛泵，并给予合理化建议。

- 针对有镇痛必要或对疼痛敏感的患者，采用患者自控镇痛装置（PCA），即通俗所说的镇痛泵，可分为静脉泵（PCIA）、硬膜外泵（PCEA）、皮下泵（PCSA）和外周神经阻滞泵（PCNA）。

- PCA 是一种新型的镇痛装置，是把配置好的药物按一定速度注入患者体内，避免单次给药浓度过高而致副作用。PCA 操作简单，当患者感到疼痛时只要按一下黄色自控键就会追加剂量，达到快速止痛的作用。PCA 起效快，无镇痛盲区，血药浓度高，用药个体化，并发症少，得到患者和医务人员的认可。

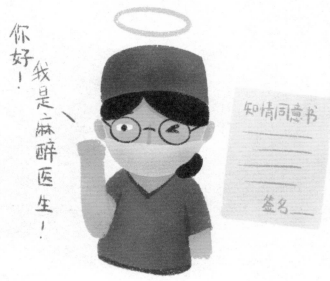

用了镇痛泵，就不痛了吗？

- 患者问最多的问题是：为什么用了镇痛泵还是会感到疼痛？其实这镇痛"神器"并不是用了就可以完全无痛，只能说减轻或缓解疼痛。

- 每个个体的痛阈值不同，面对同等程度疼痛时，每个人的主观感受也不一样。因此患者使用PCA后可以很大程度上缓解疼痛，但不一定能达到完全无痛的效果。

- 一般使用PCA的患者疼痛评分（0~10分）都能控制在3分以下，既不影响患者休息，又能接受，所以术后用与不用镇痛泵感觉到的疼痛程度是完全不一样的。

- 百分之百"无痛"是很难实现的，但无限接近"无痛"是医生一直在努力达到的目标。

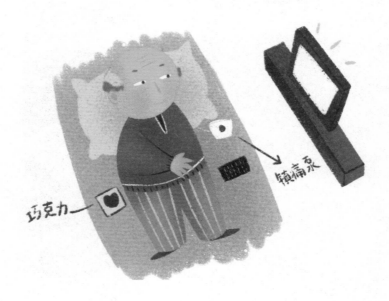

# 术后新朋友：手术切口

- 手术后您身上会多了一位新朋友相伴：恭喜您，有了新的手术瘢痕。

- 您可能认为这是一枚荣誉勋章，一个开启新生活的标记，或者是您将来回顾您"伤痕累累的人生"的实锤证据。

- 但其实，手术切口本身也是一种伤口，只是更加整齐、更加克制的伤口。在您谈论它的同时，您的切口将经历和伤口相同的愈合阶段。

- 髋部手术切口愈合时间平均在 2 周左右。如果有其他疾病，如低蛋白血症、水肿等情况，切口愈合还会延迟。如果拆线之前，您已回到家中康复，请保持切口周围的辅料清洁干燥。无论是从伤口由内向外渗湿，还是从外边受到液体浸透，都要及时换药，防止感染。

- 手术切口存在一定的感染发生率，尽管当前总体已控制得很低，您和家人要学会观察，如果伤口出现红、肿、发热或异常的疼痛，甚至有液体从伤口渗出，都要及时就医处理。

# 术后如何吃饭：髋部骨折后的饮食要点

骨折初期：骨折后 1~2 周

- 由于患肢的肿胀、疼痛，加上精神紧张，常常不思饮食，食欲低下。此时，患者要多喝些果汁、米汤、豆浆等，吃一些少而精的食物，多吃富含蛋白质、维生素及纤维素的食物，如瘦肉、鸡蛋、鱼、大豆等，以及新鲜的蔬菜和水果。

- 蔬菜、蛋类、豆制品、鱼汤、瘦肉等，制作以清蒸炖熬为主，避免煎、炸、炒、烩，尽量不吃酸辣、燥热、油腻的食品。

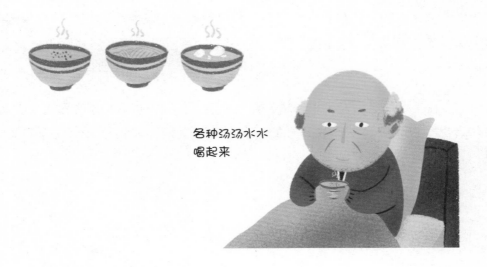

各种汤汤水水
喝起来

## 骨折中期：骨折后 3~4 周

- 骨折后 3~4 周正是骨折的愈合期，患者需要补充大量的蛋白质，特别是含胶原蛋白较高的食物，以及富含钙和维生素 D 的食物，如鸡汤、鱼类、蛋类、肉皮、猪蹄、豆制品等食物。对于老年人骨折，要特别补充维生素 D 丰富和高钙食物，如豆类、蛋类、虾皮、海带、牛奶、大豆及其制品、蔬菜、马铃薯、银耳、花生等。可采用少食多餐的方法。

- 初期食谱以鱼类、蛋类以及动物肝脏类为主，以补充更多的维生素 A、维生素 D、钙及蛋白质。

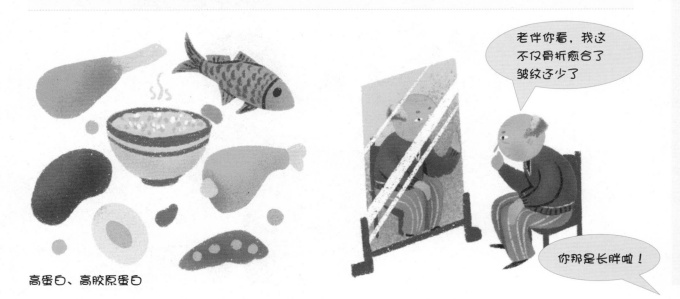

高蛋白、高胶原蛋白

### 骨折后期：骨折后 5 周以上

- 即骨折后 5~6 周，直至恢复阶段。该阶段可恢复正常饮食，但仍需多吃新鲜的蔬菜和水果，以及富含钙、维生素 D 的食物。每天牛奶要喝 500 毫升，蔬菜 400~500 克，水果 200 克或更多。合理搭配饮食，做到膳食平衡和合理营养。

- 食谱可配以老母鸡汤、猪骨汤、羊骨汤、鹿筋汤、炖水鱼等。

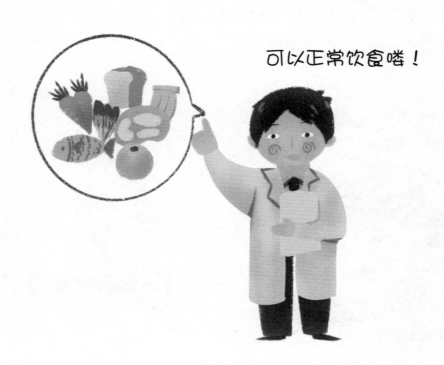

可以正常饮食喽！

## 蛋白质

- 术后伤口愈合和身体恢复的进程中，身体需要更多的蛋白质。

- 在结构上，机体使用蛋白质作为肌肉、胶原蛋白、弹性蛋白和角蛋白的原材料。

- 胶原蛋白是许多组织中的主要成分，例如皮肤、肌腱、肌肉、韧带、软骨、血管、骨骼和牙齿。

**天然富含蛋白质的食物**

- 动物来源：牛肉、猪肉、鸡肉和鸡蛋等。

- 植物来源：豆制品；杏仁、核桃、花生等坚果。

- 奶制品来源：牛奶、奶酪和酸奶。

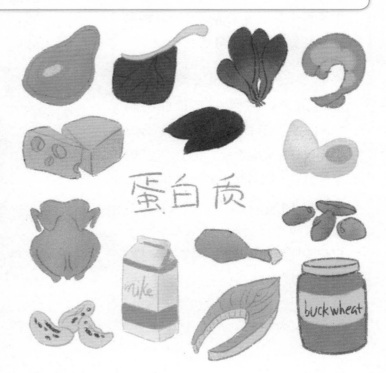

## 钙和维生素 D

- 我们一般认为钙和维生素 D 与骨骼修复息息相关，但其实钙的作用还不止于此。伤口修复时，在愈合第一阶段，需要钙来参与止血；在愈合后期的细胞迁移和再生重塑中，钙也是不可或缺的。所以钙元素也是真正的"治愈系元素"。

- 钙总是跟它的好朋友维生素 D 形影不离。它俩在一起可不是"1+1=2"这么简单，它们在结合时会变成更强大的力量。就像您吃三明治的时候，同时抹上花生酱和果酱，那不仅是口感的提升，更是营养的飞跃。就像您要做一个蛋糕，可不仅仅需要面粉做原料；骨头也一样。而且骨头需要的钙一开始会和其他营养素一起被存储在软组织器官里。

治愈系元素

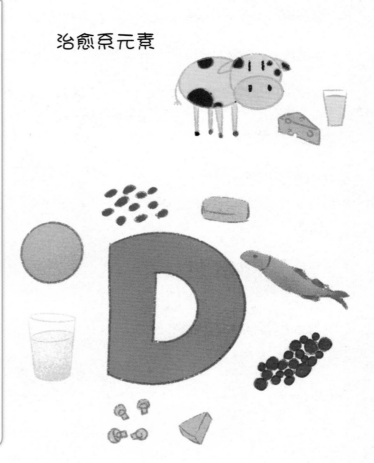

## 维生素 C

- 维生素 C 是一种维生素，机体不能自己合成，所以获得这种超级治疗抗氧化剂的唯一方法是"消费"。像蛋白质一样，维生素 C 是身体建立或重建胶原蛋白的必需品。愈合最基本的形式是重建胶原蛋白。因此，需要维生素 C 来修复和生长组织，并且身体使用维生素 C 来制造皮肤、血管、韧带、骨骼、牙齿等。

## 铁元素

- 除了作为一个独立的超级英雄，维生素 C 还可以增强铁的吸收。维生素 C 通过将非血红素 / 植物铁转化为可以在小肠中吸收的"三价铁"来增强其吸收。一旦适当吸收，铁可提高术前红细胞水平，有助于在整个血液中携带氧气，提供免疫力，并提高能量水平。拥有更多能量的感觉，有助于受伤或行动不便的人通过练习和锻炼，加速恢复。

## 锌元素

- 锌在改善免疫功能以及细胞再生和伤口愈合中起作用。在治疗真皮组织和皮肤方面，锌特别棒。

- 锌含量高的食物：煮熟的牡蛎含有比任何食物更多的锌，其次是牛肉、羊肉、烤小麦胚芽、菠菜、烤南瓜子、腰果、巧克力等。

## 益生菌

- 据估计，75%~80% 的天然免疫力存在于我们的肠道中。抗生素可以杀死坏细菌，但它们也可以杀死生活在我们肠道中的有益细菌，而这些有益细菌会帮助消化，对肠道健康很有帮助。

- 富含益生菌的食物：酸奶、发酵醋、酸菜、酵素饮料等。

- 骨头汤是传统的美味食品之一，也是补钙的佳品。

- 由于"吃啥补啥"的传统思维和"骨折后要补钙"的想法，骨头汤成为骨折患者的例餐，家人也乐此不疲，逼着您喝。但大骨的髓腔内有丰富的脂肪等组织，处理不够到位的骨头汤里含脂量很高，其实不宜多吃。

- 骨头汤确实可以吃，注意制作过程中做好去油，多烧几遍后清水冲净再熬汤。

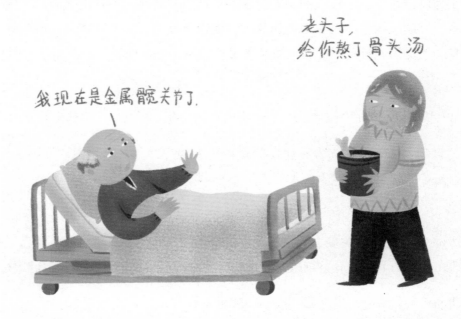

# 术后如何睡觉

- 在经历那么隆重的骨折内固定或关节置换手术后，您会发现自己连简单的睡眠都无法获得，这似乎很不公平。

- 幸运的是，您并不孤单。术后患者发现自己晚上无法入睡是很常见的。

- 这真是一个尴尬的局面：您的身体需要睡眠才能从手术中恢复，然而，手术的痛苦和副作用会导致您的失眠。

- 如果您或者您的亲人也有类似的困扰，好吧，您来对地方了！

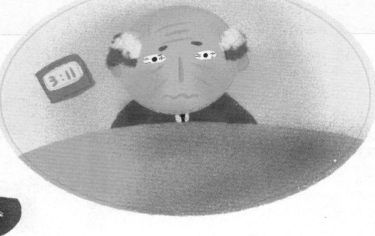

我梦见我自己失眠了

## 为什么术后睡不好觉

- 您处于疼痛和不适状态：术后的初期会有一些不适甚至疼痛。

- 止痛药：处方止痛药也可能干扰您的自然睡眠周期，从而扰乱您的睡眠模式。但不要自行调整您的止痛药服药时间或剂量。您可以告诉您的医生。他 / 她可以为您提供不同的止痛药，不影响您的睡眠。

- 抑郁症：很多人术后都会感到焦虑、压力和抑郁。做手术会让您更加依赖别人，让您离开自己熟悉的家庭环境，让您经历痛苦和药物治疗。所有这些都会增加焦虑和术后抑郁。抑郁，会影响您入睡和睡眠深度。

- 不能用自己惯用的睡姿睡觉：术后往往需要保持固定的体位睡觉，如果这与您平常的睡姿不同，就有可能影响睡眠。

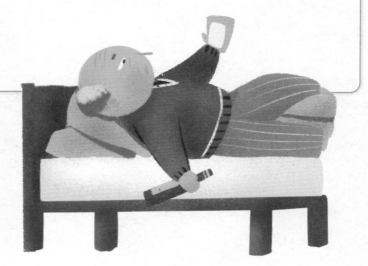

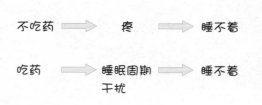

不吃药 ⟹ 疼 ⟹ 睡不着

吃药 ⟹ 睡眠周期干扰 ⟹ 睡不着

## 术后安全睡姿

- 安全的睡眠姿势取决于您的手术类型。

- 内固定牢靠的话，术后一般对睡眠姿势没有特殊要求。

- 人工髋关节置换术后的睡眠姿势有一些注意事项。

- 髋关节置换术后大多采用仰卧位，仰卧的时候在两腿间夹一个枕头，患侧下肢保持外展 15°~30°，避免两侧腿交叉重叠；也可以采用侧卧位，但是侧卧的时候要注意，人工关节置换术后 6 周内，患者如果想采取侧睡的方式，如果患侧在上面，必须在两腿之间夹一个枕头，不要让两腿并拢在一起。而如果患侧在下面，则不用加枕头，可以毫无顾忌地睡觉。

- 加个枕头有什么用呢？先说个题外话，在做髋关节脱位矫正手术过程中，医生会让患者处于侧睡的姿势，患侧在上，内收患侧将两腿并在一起，然后把髋关节脱出来。看到这里，大家就明白了，这个姿势是有助于髋关节脱位的。虽然概率很小，绝大多数患者这样睡了之后也没出现什么问题，但为了以防万一，还是建议术后 6 周之内、患侧在上面时，在两腿之间需加一个枕头，让腿不要并在一起，髋关节会更稳固一些。等到 6 周后，就不需要这些辅助保护了。

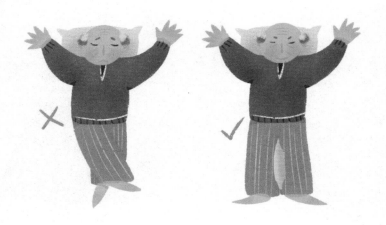

### 术后囧事 1：术后谵妄

- 约 30% 患者发生术后谵妄。易感因素包括：老年、术前认知功能障碍、抑郁、精神药物史、水电解质紊乱、视听觉障碍等。促发因素中包括：疼痛、尿潴留、多种药物使用（麻醉过深、抗胆碱药物、镇静/镇痛药物）、药物/酒精戒断等。谵妄可影响康复，导致预后不良，甚至发生恶性循环（谵妄—活动受限及药物治疗—术后并发症—谵妄加重）。

- 术前老年科会诊，协助围术期管理能降低患者术后谵妄的发生率和严重程度。术后应每天对患者进行筛查。最近研究显示预防性使用小剂量右美托咪啶能减少术后谵妄发生，但建议在监护下实施。

- 多模式早期干预措施包括：吸氧、纠正容量不足、加强营养、监测生理指标、充分止痛、筛查病因、避免多重用药等，通过上述措施可使谵妄发生率由 34% 降至 22%。

健髋走过 100 岁·漫话老年髋部骨折

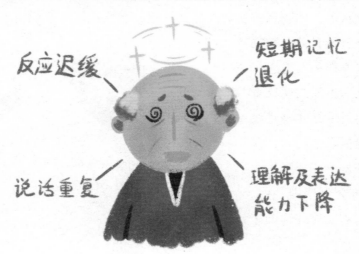

反应迟缓　短期记忆退化　说话重复　理解及表达能力下降

## 术后囧事 2：术后抑郁

- 抑郁症是一种困扰您的无法解释的悲伤，对什么都不感兴趣的疾病。这些感觉可以持续很长一段时间，影响您的情绪、行为、能量水平和身体健康。让您和周围的一切感到"尴尬"。

- 髋部骨折术后还会得抑郁症？这可能让所有人都感到意外。

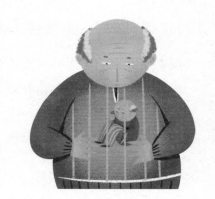

- 在手术之前，患者和骨科医生之间往往很少讨论术后抑郁症的话题。这使得恢复期间的抑郁更加让患者摸不着北。

- 其实，您没必要感到羞愧，抑郁症是大手术的常见副作用。

---

- 接受：您的情况是暂时的。您接受得越多，您对自己的感受就越诚实。您的感觉本身也是康复进程的一部分。您已经经历了足够的事情，您不需要通过逃避自己的真实感受来让事情复杂化。

如何克服术后抑郁症？

- 寻求朋友和家人的帮助。在您喜欢和关心的人周围，会提升您的精神，增加您的幸福感。请记住，大多数人曾经感受过某种形式的抑郁症，所以不要因为说出来而感到羞耻。您的亲人想要帮助你。

- 改善睡眠。
- 运动，锻炼，运动。

- 记录和分享您的症状。
- 获得专业帮助。

### 术后囧事 3：术后脱发

- 到底是脱发的烦恼？还是因为烦恼才脱发？

- 没有研究表明手术和脱发或头发变薄是直接相关的。脱发可能由于许多不同原因而发生，其中一些原因与手术创伤和恢复过程有关。脱发可能是由于休克、身体遭受的创伤（如接受手术或发生车祸）、营养不良、慢性压力等造成。我们无法一一排除，但某种意义上，导致头发掉落的原因很多。

- 当经历了髋部手术之后，头发可能是最后才关心的一件事。虽然这是事关头顶的头等大事，但是手术前还有很多其他更重要的事情需要关心。

- 有些患者甚至会觉得惊喜：起码这下给脱发找到背锅的了。是因为手术呀！

- 好消息是，如果脱发是手术因素相关的，将是完全可逆的。换句话说，与髋关节手术相关的脱发将自行纠正。请给自己和头发一段时间，这段时间通常是 6 个月左右。

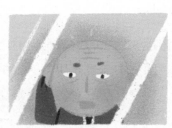
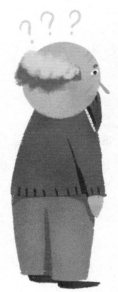

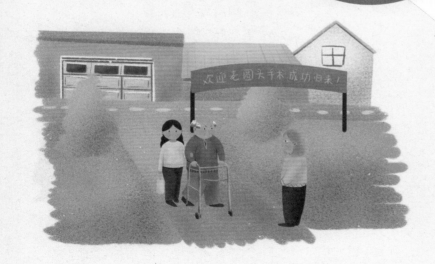

# 4

# 髋关节置换
# 术后康复

# 如何使用新换的关节

新关节上身，有人舍不得用，有人使劲用

- 在新关节置换完成后，有的患者认为好不容易等到这一天，终于可以高枕无忧地干自己想干的事情了，不注意对新关节的保护。

- 而有的患者则是对新关节过度在意，做什么都小心翼翼，生怕给用坏了。

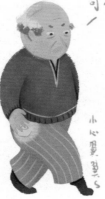

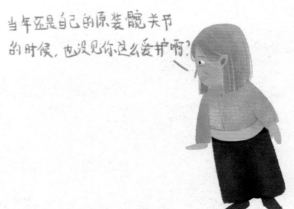

## 术后康复锻炼计划一览表（时间线）

- 人工髋关节术后的康复训练应该遵循科学性、全面性、个体化、循序渐进的原则，良好的康复训练可以增强关节周围肌力，改善关节活动度及关节功能，促进患者恢复体力，恢复日常生活活动能力。

促进下肢
血液回流
**术后 1~3 天**

增加关节活动度
髋关节主动屈曲
**术后 8~14 天**

弃拐行走
定期复查
**术后 21 天以后**

**手术日**

**术后 4~7 天**
增强肌力、
恢复髋关节活动

**术后 15~21 天**
站立及行走练习

# 早期康复锻炼：术后 14 天

早期院内康复锻炼根据身体恢复状况分阶段进行，一般会有护士或者康复师协助。

第一阶段（住院期间）：术后第 1~3 天

- **锻炼目的：**以促进下肢血液回流、防止血栓形成为主的康复措施，达到基本消除肢体肿胀，各组肌群能协调舒缩。

- **锻炼方法：**

（1）踝泵运动（屈伸踝关节）：伸直双下肢，双踝放松，最大限度地进行踝关节的背伸及跖屈活动，每个动作保持 5~10 秒后，再放松，可反复做。每个小时可以做 5~10 次。

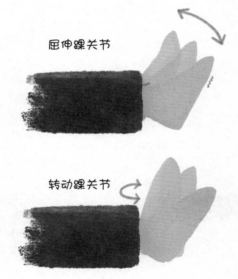

屈伸踝关节

转动踝关节

这个动作可以让您的踝关节像一个泵一样，加速你的下肢血液循环，促进下肢血液回流。

（2）转动踝关节（可选动作）：每天 3~4 次，每次重复 5 遍。

## 第二阶段：术后第 4~7 天

- **锻炼目的：** 此期患者已可进食，体力渐恢复，训练以增强肌力、恢复髋关节活动为目的。

- **锻炼方法：**

（1）股四头肌收缩练习：仰卧位，然后用力伸直膝关节，在伸直位控制 5~10 秒，然后放松，每组持续 10~15 分钟，每天 2~3 次。

（2）贴床屈膝运动：把足跟贴在床面上，滑动屈膝，足后跟向臀部缓慢移动并弯曲膝关节，足底不离开床面，注意髋关节屈曲小于 90°，再缓慢伸直，下肢不可内旋。

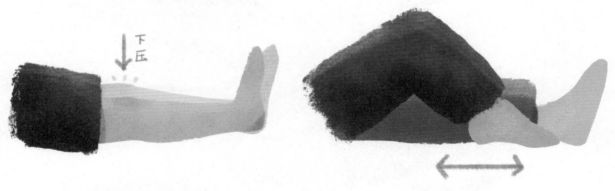

股四头肌收缩练习　　　　　　　　贴床屈膝运动

（3）直腿抬高运动：收缩大腿肌肉，尽量伸直膝关节，足部抬离床面 10~20 厘米，保持 5~10 秒，慢慢放低，可重复练习。

（4）髋部外展 / 内收练习：仰卧位，使患肢向外滑向床沿，然后慢慢恢复原位。

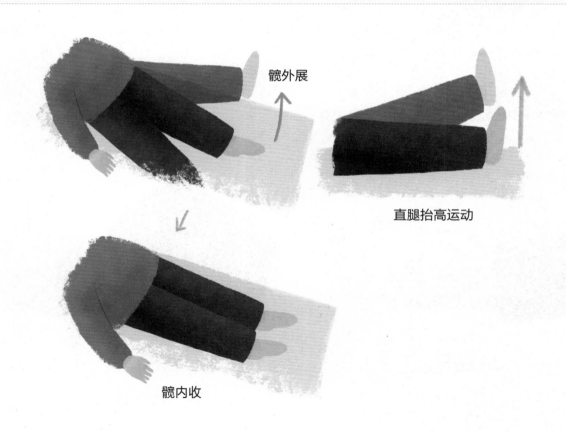

髋外展

直腿抬高运动

髋内收

## 第三阶段：术后第 8~14 天

- **锻炼目的：**此期以增加关节活动度，髋关节主动屈曲达 90° 为目的。

- **锻炼方法：**

(1) 离床训练

- 卧位 - 坐位

利用双上肢和健肢支撑力将身体移至手术侧床旁，手术侧先离床，护士在手术侧协助，托住患肢移至床旁让小腿自然下垂，注意屈髋不能 >90°，坐于床边。回床时按相反方向进行，即先上健侧，再上手术侧。

- 坐位 - 站位

将助行器放在床旁，向床边移动身体健肢用力着地，利用双手和健肢的支撑力站起，患肢根据个体差异可不负重或部分负重。

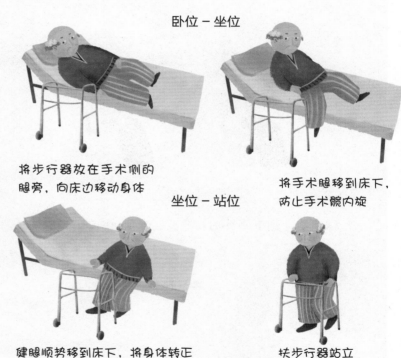

卧位 - 坐位

将步行器放在手术侧的腿旁，向床边移动身体

将手术腿移到床下，防止手术髋内旋

坐位 - 站位

健腿顺势移到床下，将身体转正

扶步行器站立

（2）卧位到坐位的练习：进行坐位练习时间不宜过长，每日 4~6 次，每次 20 分钟，屈髋不能超过 90°。

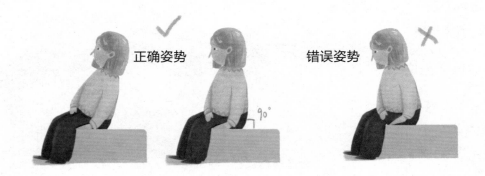

正确姿势　　　错误姿势

90°

（3）站立到下坐练习：注意屈髋 <90°，用高椅子练习，每天练习 3~4 次。

站立到下坐练习

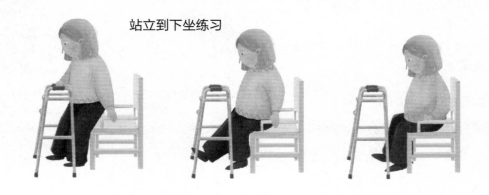

(4) 站立抬腿及后伸练习

✓ 患侧在前、健侧在后。

✓ 扶手，患肢向前抬起（屈髋屈膝）及向后抬起。

✓ 站立后伸练习，每天 3~4 次，每次 2~3 遍。

✓ 站立抬腿，扶手，站立患肢抬高，每天 3~4 次。

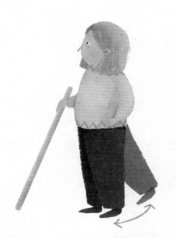
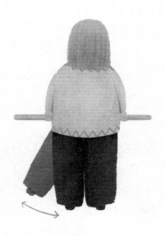
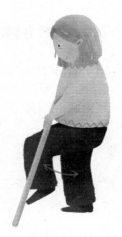

站立后伸练习　　　　　站立抬腿　　　　　站立抬腿

# 中期康复锻炼：术后 14~21 天

第四阶段，即中期阶段，康复的目标和主要方法具体如下。

- **锻炼目的：** 以站立及行走练习为主。

- **锻炼方法：**

（1）正确使用助行器步行

- 先将助行器摆在身前 20 厘米，将您的手术腿迈入助行器中间，这个过程注意不要有扭曲或者旋转手术腿。

- 用手臂和手倚靠助行器，以支撑您的体重。

- 健康腿向前跨一步，轻轻地放在手术腿前面。然后重复这些步骤。

- 随着您的进步，您将能够在迈步的同时移动助行器。尽量走得平稳，步子要均匀。

- 开始时每天 2~3 次，每次 5~10 分钟，待逐渐适应后，根据自身情况延长行走时间。

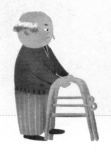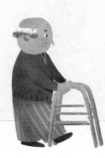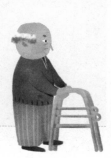

（2）尝试助行器改为双腋拐行走

具体方法：

✓ 双拐前移 1 个足的距离。

✓ 重心越过双拐连线。

✓ 健侧前移越过双拐连线 20~30 厘米。

✓ 如此交替进行。

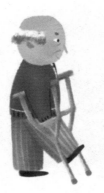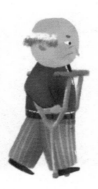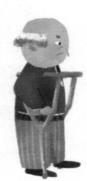

（3）继续站立抬腿及后伸练习：患侧在前、健侧在后，扶手患肢向前抬起（屈髋屈膝）及向后抬起。

（4）上下楼练习：大部分患者术后第 21 天可以练习上下楼。

- 上楼梯时健腿先迈上台阶，拐杖与手术腿留在原台阶，再将手术腿跨上。

- 下楼梯时先将双拐移到下台阶，再将手术腿迈下台阶，最后健侧迈下台阶。

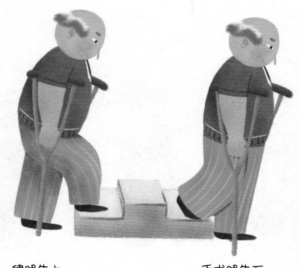

健腿先上　　　　　　手术腿先下

强调：刚开始练习或腿部力量还不够的时候，一定要有人保护，以防摔倒。

# 后期康复锻炼：术后 21 天以后

第五阶段，即术后第 21 天（3 周）以后，主要的锻炼目标如下：

- 第 3 周扶双腋杖。

- 第 6 周扶单腋杖。

- 第 9 周弃拐行走。

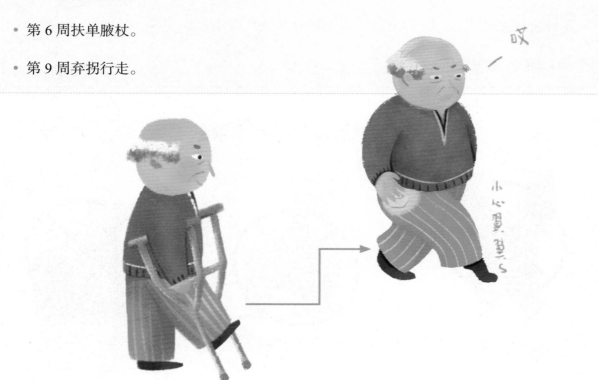

## 康复训练过程中注意事项

- 端坐屈髋 <90°。
- 6 周内不要开车。
- 避免激烈运动及摔倒。
- 平卧屈髋屈膝。
- 禁二郎腿、两腿交叉。

- 禁坐矮凳（高于 72 厘米）。
- 禁髋外旋（采用前入路手术）
- 禁髋内旋（采用后入路手术）。
- 禁从高处跳下。

## 髋关节康复"六不要"

不要侧卧

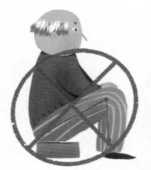

不要坐矮凳子或软沙发

坐立时不要前倾

## 康复训练过程中其他注意事项

- 生活规律，心情愉快，充足睡眠，避免感冒。

- 合理健康饮食。

- 根据个体情况，进行持续功能锻炼：循序渐进，活动量逐渐增加，以不感到疲劳为宜。

- 术后半年内，避免患肢内收、外旋（前入路手术）或内旋（后入路手术），防止假体脱出；若发生脱位，应立即制动，及时就诊。

- 爱惜假体，避免过度负重，减轻磨损，延长假体寿命。

- 出院1个月、3个月、6个月、1年定期复查，不适随诊。

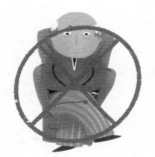

不要跷二郎腿

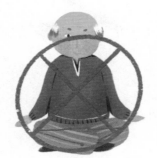

不要盘腿

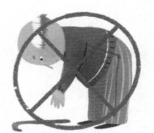

不要弯腰拾物

# 常见家庭用品及设施准备

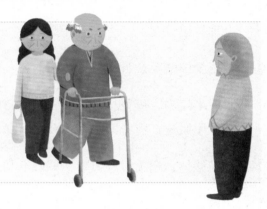

- 从第四阶段开始，即术后 2 周左右，一般患者已经出院，可以居家进行康复锻炼。

- 不过在此之前，家人应该尽量在家里已经准备好迎接患者居家锻炼的居家环境了，给患者一个安全的康复环境。

## 常见家庭用品的准备

- 确保楼梯扶手。

- 使用带扶手的座椅。

- 较低的沙发用垫子垫高。

- 可以准备脚凳。

- 洗手间准备可靠的扶手及椅子。

- 准备助行器和拐杖。

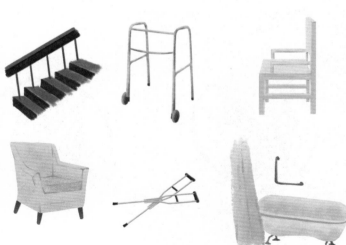

# 术后回归生活

### 日常生活 1：如厕

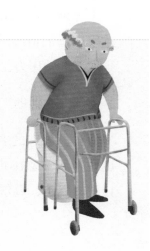

- 慢慢向后靠，直到你感觉到马桶碰到你的后腿。

- 将你的手术腿放在你的前面，重心放在另一条腿上。

- 向后靠，抓住抓杆或扶手。把自己放在马桶的前半部，然后向后移动。

- 如果要站起来，颠倒这些步骤。

### 日常生活 2：洗澡

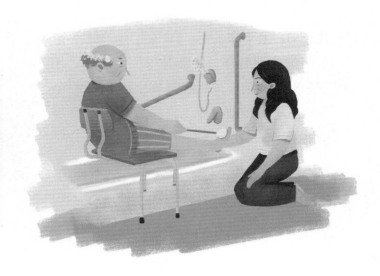

- 一个长柄海绵和一个淋浴软管使洗澡更容易而不需要弯曲髋部。您的治疗师也可以教你如何使用淋浴椅。

## 日常生活3：穿鞋

- 一个辅助穿袜器和长柄鞋拔，可以辅助您在不过度屈髋的情况下穿上袜子和鞋，这样可以减少您髋部的压力。

- 其他的穿衣辅助工具可以帮助您穿内衣和裤子。

- 当然，如果您的老伴或者儿女坚持要为您代劳这些事务，您在此时此刻也不必那么坚持独立自理的姿态，偶尔也享受一下家人的关怀吧！

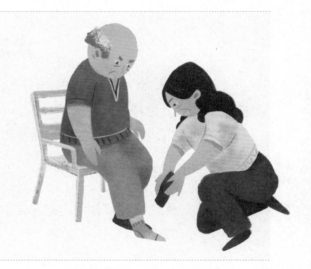

## 日常生活4：上下车

- 汽车座位应该后移，给您足够空间上车。保持您的腿向前，放低臀部到座位上。然后向后滑动，转动身体。把你的腿一次挪到车里，注意一次一条腿，不要着急。

- 另外，避免坐在汽车后座上，后座位需要您的膝盖比臀部高，会迫使髋关节过度屈曲。

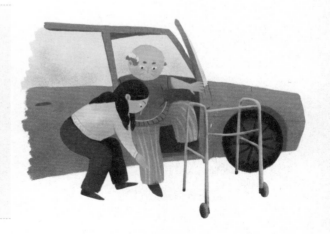

# 5

## 老年人
## 如何防跌

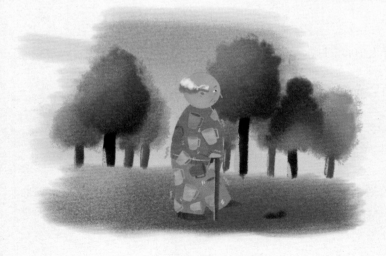

# 新认识——我需要预防跌倒吗

**误解一**

防跌计划适合别的老年人

**真相**

- 防跌课程适合所有老年人，以及家有老年人的成年人。

- 老年人的范畴从 65 岁到 100 岁 +。随着人均寿命越来越长，这样的跨度里面可能涵盖了父子两代同是老年人，甚至还有祖孙三代同是老年人的情况。

**误解二**

我太老了，不能锻炼

**真相**

- 永远不会有太老的时候。

- 合适的运动会在您人生每个阶段都让您受益。

- 对刚刚迈入老龄的"初老族"如此，对期颐之寿的高龄老年人亦是如此。

- 正所谓"老当益壮，宁移白首之心"。年纪虽然老了，但志气应当更加旺盛，怎能因"白头"而改变内心渴望锻炼的冲动呢？

**误解三**

走路不算锻炼吧

**真相**

- 任何锻炼对您都很有价值。

- 日常走路被证实可以减轻一些慢性病的风险，更棒的是，它是所有人都可以进行的运动，而且还是免费的哦。

- 开始的时候可以慢慢走，然后越走越远。

- 每天走远些，一生越走越远。

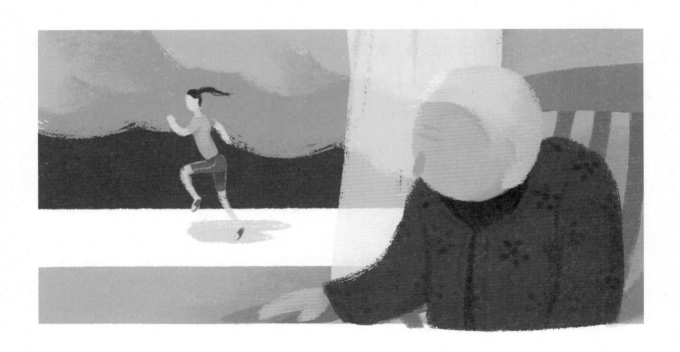

**误解四**

跌倒是变老不可避免的环节

**真相**

- 其实不是每个老年人都会发生跌倒。

- 大部分的跌倒其实可以预防。

- 通过改变生活方式或者家庭环境可以预防跌倒。

- 跌倒是某些地方出问题的一个征兆，而这些地方往往都可以治疗。

**误解五**

只有弱不禁风的老年人需要担心跌倒

**真相**

- 常在地上走，哪有不跌倒。所有人都会跌倒，老年人跌得更多。

- 65 岁以上老年人，每 3 人就有 1 人会跌跤。半数 85 岁以上老年人，每年至少跌倒 1 次。

- 从另外一个角度来看，当您跌得越来越多，说明越来越老。

**误解六**

我只有出门的时候才需要防跌

**真相**

- 日常居家情况下您也有很多次机会跌倒：一只宠物、不知谁放的包、到浴缸泡个澡……

老年人如何防跌

**误解七**

如果跌倒了，我就站起来，拍拍屁股走人

**真相**

- 但愿如此。

- 但是您最好还是要学习一下起身的最佳方式（详见第 2 部分）。

- 而且万一，我是说万一您起不来的话，该怎样寻求帮助呢？

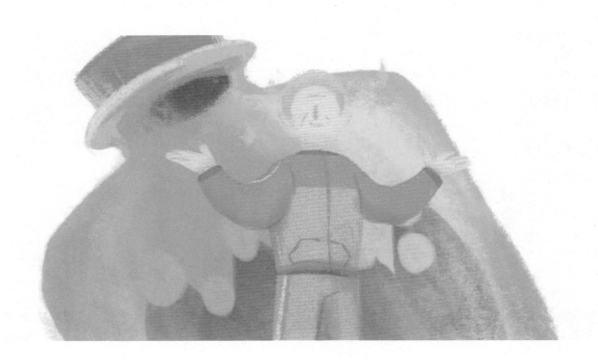

# 我会跌倒吗

- 我们首先问自己一个问题：我是会跌倒的那个人吗？

- 不要相信自己的第一反应。简单的自测办法是，看一看自己 30 年前的照片。

- 看着 30 年前的自己，扪心自问："我会返老还童（逆生长）吗？"

- 答案如果是 "不"，那您就有可能会跌倒。

- 袁阿姨看着自己 30 年前的照片，还是很不服气："讲真，姐妹们都说我 30 年来外表真的变化不大唉……我怎么会跌倒？"

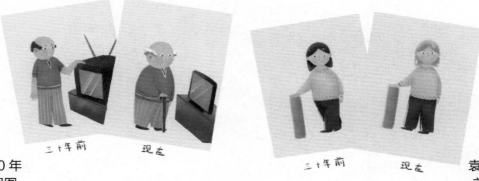

老圆头 30 年
前后对照图

袁阿姨 30 年
前后对照图

- 外表没有变化就不用担心了么？我们更要关注内在的变化。

- 我们看不到它们，但是它们让我们更容易跌倒（具体内在的变化，我们会在下面详细讲解）。

- 首先，我们先来做一次测试，看看您的跌倒风险到底有多大？（参考下面的自测表，在符合条件的条目框内打√）

  ☐ 我以前跌倒过，但我没有告诉任何人。

  ☐ 我服用了很多不同类型的药物（每天超过4种）。

  ☐ 我经常需要夜里起床上厕所。

  ☐ 我希望自己能够更加积极地运动。

  ☐ 我做家务时感觉很吃力。

  ☐ 我的视力似乎越来越差。

  ☐ 当我从椅子或床上起身时感觉很难。

  ☐ 这些年家里一直乱糟糟的。

  ☐ 我在家里常常感觉到冷。

☐ 我可以喝足每天该喝的水（女性每天1.6升，男性每天2升）。

☐ 我的拖鞋穿了很多年，"很沧桑"了，也不是很合脚。

☐ 自己洗脚越来越难了。

☐ 我患有慢性病，如帕金森病、心脏病、卒中、关节炎、慢性阻塞性肺病、糖尿病、痴呆等，其中一项或多项。

☐ 我喜欢把不用的灯都关了来省电。

☐ 我的酒精摄入量可能超过了医生的建议上限（女性每天20~30毫升，男性每天30~40毫升）。

☐ 我不想出去，因为我担心跌倒。

☐ 我脚上缠着可能绊倒的东西；家里的宠物和小孩到处乱跑会让我感觉不安。

☐ 我越来越健忘。

☐ 我有骨质疏松症的家族史。

**如果您打钩的项目越多，就说明您跌倒的风险越大！**

# 岁月不饶人——我们身体的内在变化

- 为什么随着我们年纪越大，跌倒的风险就越来越大？

- 所谓"岁月不饶人"，在跌倒这个问题上，岁月从来就没有饶过谁，主要体现在这几个方面：

步态和平衡功能
受损

神经系统
中枢神经控制能力下降
感觉系统反应延迟

骨骼肌肉系统
- 肌肉更无力
- 关节更僵硬
- 骨头更脆

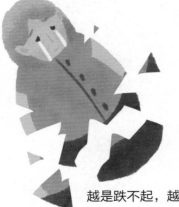

越是跌不起，越是容易跌

简而言之，随着年纪增大，步态和平衡功能、中枢神经系统、感觉系统的退化让您越来越容易跌倒；而老年人骨骼肌肉系统的退化使得跌倒的后果变得严重，让老年人跌不起！

# 骨质疏松面面观

**为什么会髋部骨折？是跌倒这么简单吗**

- 对大多数老年人来说，仅仅从站立位跌倒就能引起髋部骨折。骨骼变薄（骨质疏松症）是髋部骨折的主要原因。如果您患有骨质疏松症，您跌倒时更容易骨折。

- 骨质疏松症意味着您的骨骼变得不那么密集和脆弱，这样不需要多大的力量就能破坏它们。

- 老年人跌倒的原因有很多。这可能是一次简单的旅行、地上松散的地毯或一件家具。然而，有时可能会有生病的医学原因，比如低血压、心律异常或晕倒。如果您发生髋部骨折了，医生通常会试图找出您可能跌倒的原因。任何潜在的问题都可能需要处理。

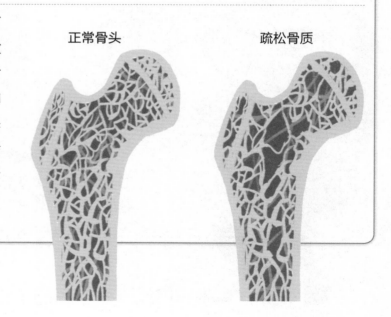

正常骨头　　　　疏松骨质

### 骨质疏松——沉默的杀手

- 在临床上，很多老年人打个喷嚏、弯个腰，就可能发生骨折，这背后"沉默的杀手"就是骨质疏松症。患有骨质疏松的老人，因为"骨脆脆"，即使一点轻微的外力也可能发生骨折，有很高的致残率和致死率。

- 正常人的骨骼分为骨质、骨髓和骨膜三部分。外部骨质坚硬，起支撑作用，内部充满了柔软的骨髓，具有一定的造血功能。但是老年人由于骨质流失，骨骼外部的外壳厚度大大下降，密度也很小，最严重时椎体甚至可能只有几层纸的厚度。

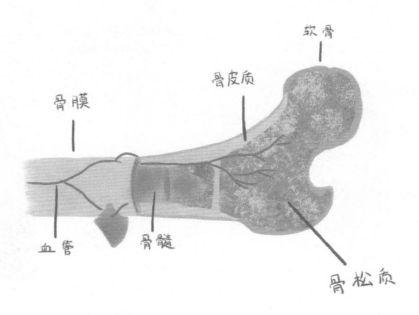

## 对潜在骨质疏松症的治疗

- 如果已不幸发生了髋部骨折，往往会发现自己的骨骼已经"变薄"（骨质疏松症）。

- 根据您的年龄，您可能会被推荐进行特殊的双能 X 线骨骼扫描，找到骨变薄和骨质疏松症的确切证据。

- 骨质疏松科的医生可能对您进行会诊。除了解决本次骨折的问题，根据您身体骨质疏松状态进行针对性调整也被提上议事日程。医生可能会建议您摄取钙片、维生素 D 或其他药物，以及运动或改变饮食习惯。

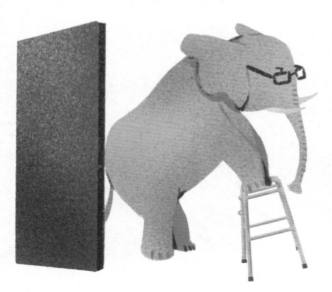

大象明明已经进屋了，就没必要再假装视而不见啦

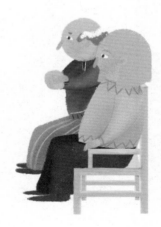

## 轰轰烈烈的拆迁活动——骨骼的新陈代谢

- 人体的骨组织是有生命的组织，在它坚硬的外壳下，隐藏着轰轰烈烈的拆除与建设活动。旧骨组织不断地被破骨细胞吸收去除，成骨细胞生成新骨组织。骨组织就是通过不间断的骨重建过程，新骨代替旧骨，保持骨骼的年轻化。

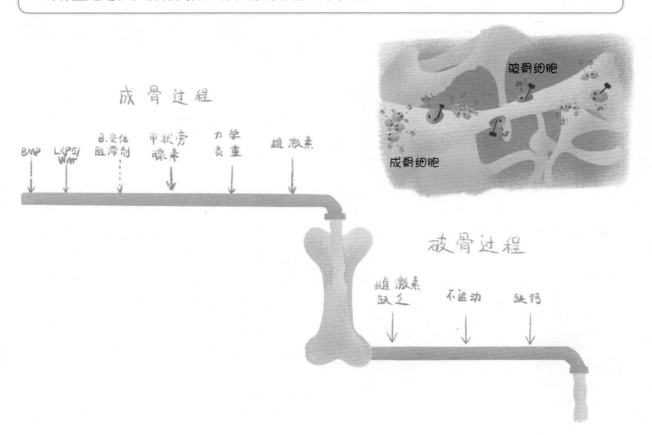

## 骨平衡与骨质疏松

- 正常成年人，骨吸收和骨形成是一种平衡状态。

- 在生长发育期，成骨细胞的活性高于破骨细胞的活性，骨形成多于骨吸收，骨密度不断增加。

- 在骨质疏松的状态下，破骨细胞的活性增加，成骨细胞的活性显著下降，骨吸收多于骨形成，骨密度下降，骨质量下降，发生骨质疏松。

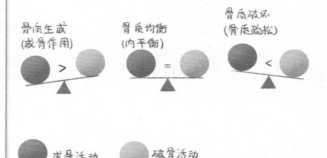

烟酒嗜好对骨丢失贡献颇多

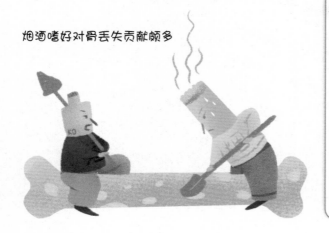

## 骨质疏松是一种全身性的骨代谢疾病

- 首先表现在骨松质的骨量减少，骨的细微结构发生变化，骨皮质变薄，骨的脆性增加。发生疏松的骨质，就好比一根完整的木材，被白蚁蛀得到处是洞一样，遇到轻微的碰撞就会发生骨折。

- 骨丢失常见原因：①骨重建失衡；②力学负荷减少；③雌激素缺乏。

## 为什么女性比男性易发生骨质疏松

女性峰值骨量比男性峰值骨量低

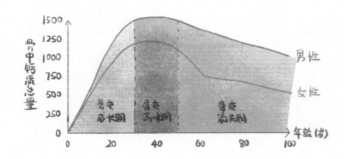

女性怀孕期、哺乳期，骨量大量流失

- 准妈妈身体里现有的钙，有相当一部分要"流失"到宝宝身体里，促进胎儿的生长。有句话叫做"10 个准妈妈 10 个都缺钙"，说的就是这个道理。

女性更年期雌激素迅速下降，骨量快速流失

- 人体要在生长发育期，多增加"骨矿银行储备"，以获取较高峰值骨量。

- 在退化期减缓骨量流失，预防骨质疏松，是降低危害的关键。

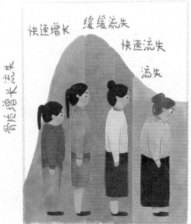

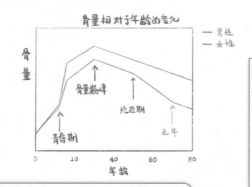

## 增加峰值骨量，延缓骨丢失

- 骨骼强壮是维持人体健康的关键，成年前骨骼不断构建、塑形和重建，骨形成和骨吸收的正平衡使骨量增加，并达到骨峰值；成年期骨重建平衡，维持骨量；此后随年龄增加，骨形成与骨吸收呈负平衡，骨重建失衡造成骨丢失。

## 骨质疏松症的主要防治目标

- 改善骨骼生长发育，促进成年期达到理想的峰值骨量。

- 维持骨量和骨质量，预防增龄性骨丢失。

- 避免跌倒和骨折。

## 钙的作用

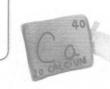

- 钙不仅是骨骼的重要组成成分，还是人体不可缺少的重要矿物质，是维持神经与肌肉功能必不可少的重要元素。

- 99% 的钙存在于骨骼和牙齿之中，另外 1% 的钙大多数呈离子状态存在于软组织、细胞外液和血液中，与骨钙保持着动态平衡。

- 充足的钙摄入对获得理想骨峰值、减缓骨丢失、改善骨矿化和维护骨骼健康有益。

## 维生素 D 是健康骨骼的关键

- 维生素 D 最主要的功能是帮助人体进行钙的吸收和利用，充足的维生素 D 可增加肠钙吸收。

- 美国和英国老年病学会临床指南以及国际骨质疏松基金会的报告中，均认为维生素 D 是一种有效预防老年人跌倒的干预措施。

- 维生素 D 可以有效增加肌肉力量、提高平衡能力及改善骨骼质量，降低老年骨质疏松患者跌倒风险。

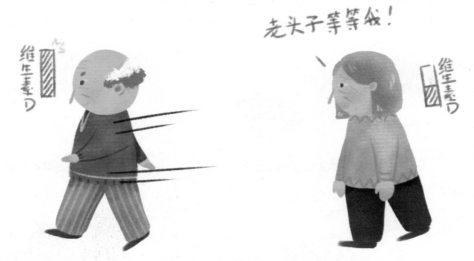

上海交通大学附属第六人民医院骨质疏松科章振林教授举过一个例子："体内维生素 D 含量高的人，过马路都会走得更快一些"。

## 食补与生活方式

- 食补是最好的，多吃富含钙的食物，如牛奶、乳酪等。患者就诊时，医生首先就要了解其饮食结构，从来不喝牛奶的人，钙的摄入量肯定是不够的。

- 加强补钙和维生素 D 应首选调整生活方式，加强营养均衡膳食，保证充足日照和规律运动，之后才是补充钙剂和维生素 D。

- 中国人与西方人饮食和生活习惯不同。西方人好喝牛奶、食牛肉、晒日光浴，他们的钙摄入量相比更加充足；而中国人以高碳水化合物的膳食为主，我国南方居民多以大米为主食，北方以小麦粉为主。此外膳食纤维的摄入量较高，动物性食物的摄入量较少，这就决定了大多数国人普遍钙摄入不足。营养调查显示，我国居民膳食每日钙摄入量仅为400毫克左右。

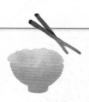

西方饮食：牛奶牛排日光沐浴

东方饮食：萝卜青菜各有所爱

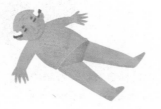

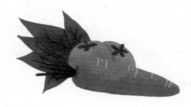

## 我国居民普遍钙和维生素 D 摄入不足

- 当前中国城乡居民的膳食仍然以植物性食物为主，动物性食品为辅，但维生素 D 主要存在于海鱼、动物肝脏、蛋黄和瘦肉中，植物性食物几乎不含维生素 D。

- 维生素 D 除了食物来源之外，还可来源于人体自身的合成制造，也就是我们常说的多晒太阳，人体皮肤内的脱氢胆固醇经阳光紫外线照射会形成维生素 $D_3$。但我国大陆多数地区的冬春季节常是阴雨天气，阳光并不充足。

- 因此对于我国居民，在加强营养的基础上，对于钙和维生素 D 摄入不足的人群，适量补充钙剂 / 维生素 D 是完全有必要的。

## 推荐每日钙摄入量（NIH，2010）

| 情况 | 钙摄入量（单位 / 天） |
| --- | --- |
| 男性 19 ~ 70 岁 / 女性 19 ~ 50 岁 | 1000 |
| 女性 51 ~ 70 岁 / 男性和女性 71 岁以上 | 1200 |
| 有低维生素 D 风险或伴有特殊病症，包括骨质疏松症，医生推荐摄入更多剂量的维生素 D | |

备注：NIH，美国国立卫生研究院

## 补钙也不是多多益善

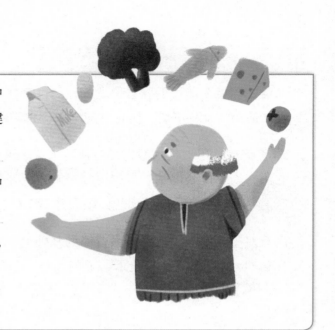

- 摄入适量钙很重要，最好是从日常食物中摄取，如果需要的话也可使用药物或保健品摄入。

- 但摄入过多的钙，特别是从药品或滋补品中摄取，定期累积有害身体。

- 将每日钙的耐受上限降低至 2000 毫克，每天的目标为 1200 毫克。

## 豆、乳制品是最方便的钙源

- 每 200 毫升牛奶可提供 300 毫克以上元素钙。

- 每 200 毫升酸奶可提供 350 毫克以上元素钙。

- 每 30 克奶酪约含 200 毫克元素钙。

注意：乳制品存在乳糖不耐症可能；豆制品有嘌呤代谢累积问题。

## 您是骨质疏松症的高危人群吗

- 体育锻炼少，容易跌倒，伴有糖尿病、炎性肠炎等疾病的高危人群，更需注意钙和维生素 D 的补充。

- 对于日光暴露不足和老年人等维生素 D 缺乏的高危人群，建议酌情检测血清 25(OH)$D_3$ 水平，以了解患者维生素 D 的营养状态，指导维生素 D 的补充。

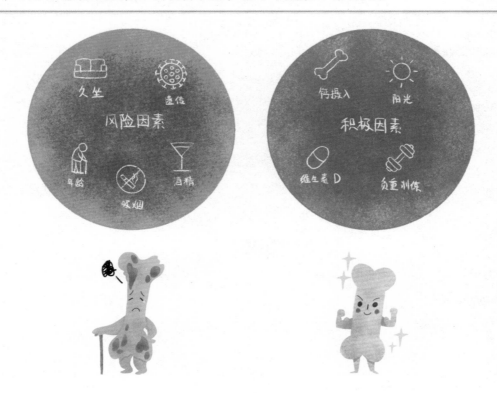

## 骨质疏松症的主要危险因素

| 不健康生活方式 | | |
|---|---|---|
| 体力活动少 | 过量饮酒 | 吸烟 |
| 饮过多含咖啡因的饮料 | 营养失衡 | 蛋白质摄入不足 |
| 钙和 / 或维生素 D 缺乏 | 高钠饮食 | 低体质量 |
| **内分泌系统疾病** | | |
| 甲状旁腺功能亢进症 | 垂体前叶功能减退症 | 早绝经（绝经年龄 <40 岁） |
| 库欣综合征 | 性腺功能减退症 | 糖尿病（1 型及 2 型） |
| 甲状腺功能亢进症 | 神经性厌食 | 雄激素抵抗综合征 |
| 高钙尿症 | | |
| **胃肠道疾病** | | |
| 炎性肠病 | 胃肠道旁路或其他手术 | 原发性胆汁性肝硬化 |
| 胰腺疾病 | 乳糜泻 | 吸收不良 |
| **血液系统疾病** | | |
| 多发性骨髓瘤 | 白血病 | 淋巴瘤 |
| 单克隆免疫球蛋白病 | 血友病 | 镰状细胞贫血 |
| 系统性肥大细胞增多症 | 珠蛋白生成障碍性贫血 | |

| 风湿免疫性疾病 | | |
|---|---|---|
| 类风湿关节炎 | 系统性红斑狼疮 | 强直性脊柱炎 |
| 其他风湿免疫性疾病 | | |

| 神经肌肉疾病 | | |
|---|---|---|
| 癫痫 | 卒中 | 肌萎缩 |
| 帕金森病 | 脊髓损伤 | 多发性硬化 |

| 其他疾病 | | |
|---|---|---|
| 慢性代谢性酸中毒 | 终末期肾病 | 器官移植后 |
| 慢性阻塞性肺病 | 充血性心力衰竭 | 结节病 |
| 特发性脊柱侧凸 | 抑郁症 | 肠外营养 |
| 淀粉样变 | 艾滋病 | |

| 药 物 | | |
|---|---|---|
| 糖皮质激素 | 抗癫痫药 | 芳香化酶抑制剂 |
| 促性腺激素释放激素类似物 | 肿瘤化疗药 | 质子泵抑制剂 |
| 甲状腺激素 | 噻唑烷二酮类胰岛素增敏剂 | 抗凝剂（肝素） |
| 铝剂（抑酸剂） | 选择性 5- 羟色胺再摄取抑制剂 | 抗病毒药物 |
| 环孢素 A | 他克莫司 | |

# 身体健康问题

健髋走过100岁·漫话老年髋部骨折

- 当我们老了，身体会有各种健康问题接踵而来。其中有一些会让您更容易跌倒。

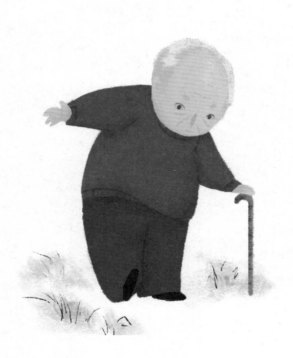

上进

上进

人生要

现在要

脚下

处实 注意

## 常见老年病

- 神经系统疾病：卒中、帕金森病、脊椎病、小脑疾病、前庭疾病、外周神经系统病变。

- 心血管疾病：体位性低血压、脑梗死、小血管缺血性病变等。

- 影响视力的眼部疾病：白内障、偏盲、青光眼、黄斑变性。

- 心理及认知因素：老年性痴呆（尤其是 Alzheimer 型）、抑郁症等。

- 感染、肺炎及其他呼吸道疾病、血氧不足、贫血、脱水以及电解质平衡紊乱等，均会导致机体的代偿能力不足，使机体的稳定能力暂时受损。

- 老年人泌尿系统疾病或其他因伴随尿频、尿急、尿失禁等症状而匆忙去洗手间、排尿性晕厥等也会增加跌倒的危险性。

- 其他：昏厥、眩晕、惊厥、偏瘫、足部疾病及足或脚趾的畸形等，都会影响机体的平衡功能、稳定性和协调性，导致神经反射时间延长和步态紊乱。

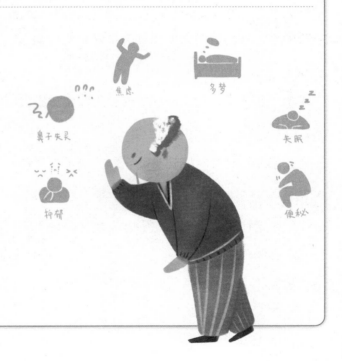

焦虑　多梦　失眠　鼻子失灵　抑郁　便秘

### 卒中、帕金森病、关节炎

- 会影响到您的行动能力，使您在绊倒的时候难以自我调整姿势。

### 糖尿病

- 若您患有糖尿病，血糖指数不稳定，您可能会感到晕厥。

- 糖尿病还会带来视力问题，减弱您脚部和腿部的知觉。这些情况会让您更加难以安全行动。

### 抑郁症和痴呆

- 让您比较难以察觉周围环境的变化，无法做出应激反应。

### 体位性低血压

- 会让您突然起身时感到头晕、晕眩或重心不稳。晕眩本身会让您重心极为不稳。

### 大小便失禁，尿频

- 需要频繁往返洗手间。您常常需要冲向洗手间，这就增加了跌倒的机会，尤其在夜间。

吹蜡烛

生日了
吹蜡烛时
吹出了低血压

健髋走过100岁·漫话老年髋部骨折

## 健康管理，科学防跌

- 定期进行健康检查，确认医生已知悉并正在治疗您的疾病。

- 尽可能保持活动力（可以参考第 6 部分的防跌保健操）。

- 饮食均衡，若体型过瘦，建议摄取营养辅食。

- 摄取足够的水分，特别在夏天需注意补水。

- 躺下来或者坐着时，想要起身请慢慢行动。

- 弯腰时请小心注意，走路时也请确认身体的重心平稳。

- 随时掌握身体健康相关资讯，有社区讲坛积极参加。

定期进行健康检查，确认医生已知悉并正在治疗您的疾病。

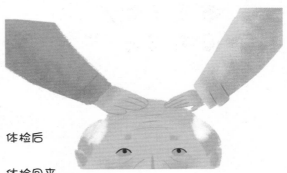

体检前

不去不去
每检查一次
就多出一种病

体检后

体检回来
儿女突然对我很温柔
真可怕

# 行走的药罐

- 随着年龄渐长，总有林林总总的疾病找上门来。相应地，需要长期服用的药物也就越来越多了。

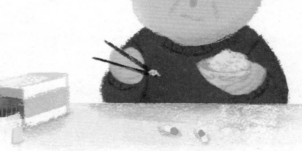

七分饱

饭只能吃到七分饱/
还有三分/
用来吃药

## 药物副作用与跌倒

- 据统计，75 岁以上的老年人中，有 36% 需要服用 4 种或者更多的药物。

- 研究发现，是否服药、药物的剂量以及复方药都可能引起跌倒。很多药物可以影响人的神智、精神、视觉、步态、平衡等方面，从而增加跌倒的风险。

可能引起跌倒的药物

- 精神类药物：抗抑郁药、抗焦虑药、催眠药、抗惊厥药、安定药。

- 心血管药物：抗高血压药、利尿剂、血管扩张药。

- 其他：降糖药、非甾体类抗炎药、镇痛剂、多巴胺类药物、抗帕金森病药。

药物因素与老年人跌倒的关联强度

| 因素 | 关联强度 |
| --- | --- |
| 精神类药 | 强 |
| 抗高血压药 | 弱 |
| 降糖药 | 弱 |
| 使用四种以上的药物 | 强 |

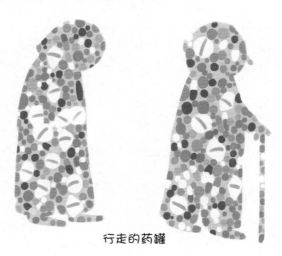

行走的药罐

## 饮酒

- 饮酒略微过量就会降低您的反应能力，并让您重心不稳。

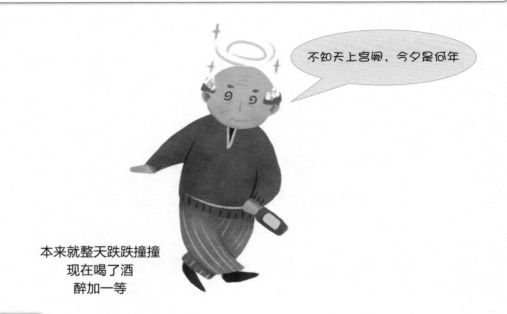

不知天上宫阙，今夕是何年

本来就整天跌跌撞撞
现在喝了酒
醉加一等

## 边服药，边防跌

- 合理用药：请医生检查自己服用的所有药物，按医嘱正确服药，不要随意乱用药。

- 更要避免同时服用多种药物，并且尽可能减少用药的剂量，了解药物的副作用。

- 注意用药后的反应，用药后动作宜缓慢，以预防跌倒的发生。

## 服用下列药物应注意其副作用

| 药物 | 副作用 | 患者表现 |
|------|--------|----------|
| 安眠药 | 头晕 | |
| 止痛药 | 意识不清 | |
| 镇静药 | 头晕、视力模糊 | |
| 降压药 | 疲倦、低血压（药物过量） | |
| 降糖药 | 低血糖（药物过量） | |
| 感冒药 | 嗜睡 | |

## 服药注意事项

- 若担心或者已经出现上述的药物副作用问题，请及时与主治医生沟通。

- 将您服用的所有处方药和非处方药列成清单，一定要在就医时供医生作为参考。

- 若您正在服用药物，但是想用其他自然疗法或者中药进行替代，请告知您的医生，因为新引入的药物可能与其他服用的药物一起产生不良反应。

- 酒精会与一些药物产生反应，服药期间禁酒。

- 切记：医生是唯一可以变更用药方案的人。

# 视而不见的跌倒风险

## "突然冒出来"的猫和"突然消失"的台阶

- 一位老奶奶上厕所时，家里的猫趴在地上，她没有看见，被绊倒了。对当时的她来说，那只猫咪就跟突然冒出来的一样。

- 另一位老奶奶下楼梯时没看清还有一级台阶，踏空了，跌倒了。对当时的她来说，那级台阶就跟突然消失了一样。

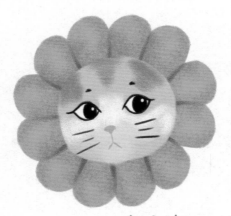

你的小可爱突然出现

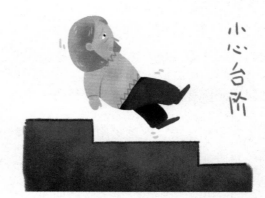

小心台阶

## 视力、视野与跌倒

- 当我们日益变老，眼睛也会产生相应的改变。据统计，视力或者视野有问题是老年人发生跌倒的高危因素之一。

- 随着年龄的增长，老年人会由于老花眼造成看近物困难，同时易发生白内障、老年黄斑变性、青光眼等眼部疾病，

视力急剧下降

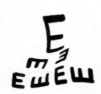 看东西时，会觉得扭曲变形

眼前漂浮物与闪光感

 眼前黑幕遮挡感 视野缺损

老花眼

- 从 40 岁开始视力就开始逐渐退化，到了 65 岁，我们的双眼要比 20 岁时需要高出三倍亮度才能看清楚。

- 老年人双眼的正常生理变化包括：①对于光线与黑暗的骤变，需要更多的时间来适应；②对强光更敏感；③无法辨识距离及深度，例如走路的步子大小。

白内障

- 白内障是指眼睛的晶状体老化变浑浊了，看什么都像是雾里看花一样。

- 需要更明亮的环境看清楚东西，需要更强的对比度来分辨物体。暗处或者颜色相近的物体分辨不清。

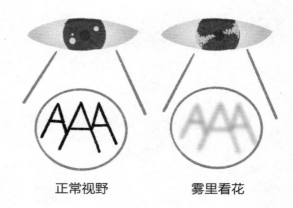

正常视野　　　　　雾里看花

老年黄斑变性

- 黄斑变性影响中心视力，越想看清楚细节越看不清，造成阅读困难和识别困难；视物变形，看东西中央有遮挡。

- 原本平平的地面看成凹陷或凸起的，造成不敢走或者走路"深一脚浅一脚"的感觉。

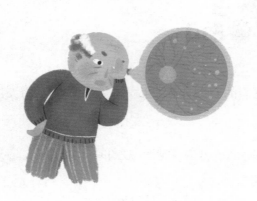

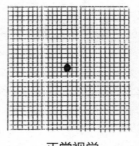
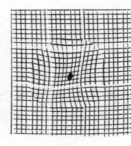

正常视觉　　　　　异常视觉

## 青光眼

- 青光眼是指眼内压对视神经造成损害从而导致视野缺损甚至失明。

- 某些青光眼早期可以没有症状，所以定期检查眼睛很重要，尤其是 40 岁以上的远视眼，或者近亲中有青光眼患者的人。

- 视野的缺损直接造成看不见周围某个方位的物体。

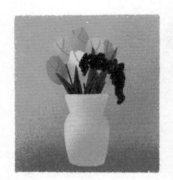
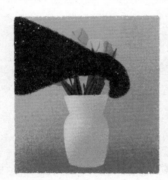
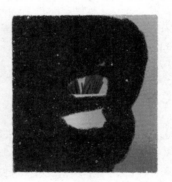

早期       中期       晚期

## 永远留一只眼睛预防跌倒

- 定期检查眼睛，早发现早治疗，每年全面查一次眼睛。

- 保持良好视力和视野，经常交替遮盖一只眼分别测试（有时一只眼发病不容易被察觉）。

- 保持特定环境良好的照明，比如阅读椅边上放一盏台灯，保证坐下去时能安全落座。

- 光线暗的时候房间注意开灯，保证走到哪里都看得清楚。

- 穿合适的鞋，室内、户外都要穿合脚的鞋。

- 良好的对比度易于识别，例如：楼梯台阶边缘最好采用不同的颜色；马桶和卫生间地面颜色应该有明显颜色差异。

- 如果感觉阳光刺眼，出门请佩戴墨镜或遮阳帽。

- 如果眼科大夫建议您看远时佩戴眼镜，那么您看电视或者走路时，尤其是出门时，就要戴上眼镜。

- 佩戴双焦点或多焦点眼镜，头转动时会有似乎物体晃动的错觉，这样会造成老年人更容易发生跌倒，建议在不熟悉的环境从事活动时，不要佩戴双焦点或多焦点眼镜。

- 如果您的眼镜度数近期发生比较大的变化，请逐渐提高度数，而且在室内适应以后再到户外佩戴。

# 留意脚下看不见的香蕉皮

- 香蕉皮是明摆着的跌倒风险啊，谁会去踩呢？其实老年人的脚下无时无刻不被看不见的香蕉皮包围着。这些与脚相关的跌倒风险很容易被忽略。

### 与脚相关的跌倒风险

- 鞋不合脚：10 年前合脚的鞋今天穿可不一定合脚！随着年纪增长，我们的脚型也会发生变化，感觉没那么灵敏，弹性也会部分丧失，这时一双合脚的鞋就显得尤为重要。

- 衣服拖地。

- 拽步走路。

- 磨损的拖鞋：它们可能是我们的"老朋友"了，但是如果鞋底有洞、鞋帮磨破、鞋背破损或过于宽松，那么就是时候跟它们说再见啦。

- 穿着袜子在地板上走路。

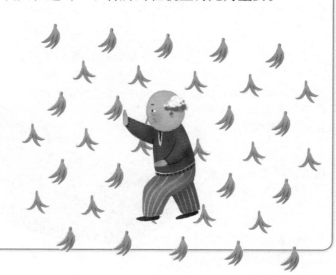

**足部防跌计划**

- 若感觉双脚疼痛或肿胀，感觉刺痛或针刺，或是外形改变（例如拇外翻），请前往足踝外科请求医生的帮助。

- 鞋子要合适，鞋对于老年人而言，在保持躯体的稳定性中有十分重要的作用。老年人应该尽量穿舒适、平稳、合脚的平底鞋，鞋跟低而宽，鞋底牢固。避免穿高跟鞋、拖鞋、鞋底过于柔软以及穿着时易于滑倒的鞋。

- 请不要穿不合脚的拖鞋或者直接穿袜子走路。

怎么寻找一双支撑度好的鞋子

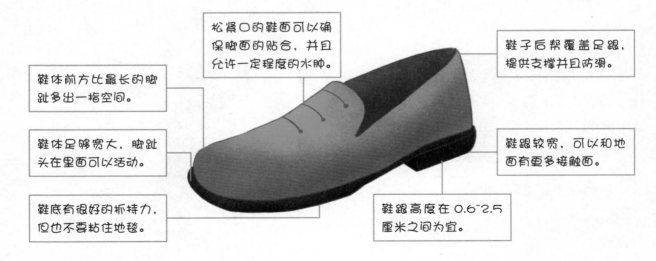

松紧口的鞋面可以确保脚面的贴合，并且允许一定程度的水肿。

鞋子后帮覆盖足跟，提供支撑并且防滑。

鞋体前方比最长的脚趾多出一指空间。

鞋体足够宽大，脚趾头在里面可以活动。

鞋跟较宽，可以和地面有更多接触面。

鞋底有很好的抓持力，但也不要粘住地毯。

鞋跟高度在 0.6~2.5 厘米之间为宜。

# 越怕跌，越会跌

- 沮丧、抑郁、焦虑、情绪不佳，以及其导致的与社会的隔离均会增加跌倒的危险。沮丧可能会削弱老年人的注意力，潜在的心理状态混乱也和沮丧相关，都会导致老年人对环境危险因素的感知和反应能力下降。

- 另外，害怕跌倒也使行为能力降低，行动受到限制，从而影响步态和平衡能力，从而增加跌倒的风险。

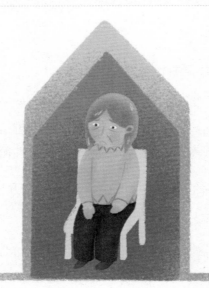

## 管理您的恐惧心理

- 我们需要克服对跌倒的恐惧，因为恐惧本身就是导致跌倒的关键风险因素之一。

- 有些老年朋友因为太害怕跌倒了，所以就采取"能不动就不动"的原则，能坐着就不站着，能躺着就不坐着。

- 过度制动反而极大地伤害了身体的平衡、力量和运动能力，这反过来又让身体更容易跌倒。

- 信心不足和跌倒风险的增加会相互影响，愈演愈烈，形成恶性循环。

- 如此往复，"越怕跌，越会跌"的警语就会一语成谶，真的跌了。

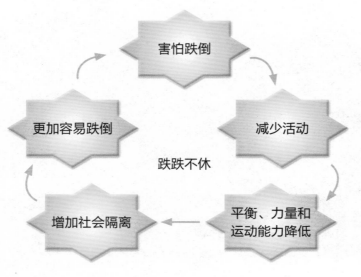

跌跌不休

- 如果您（或您的亲人、朋友）不幸正处于这个恶性循环当中，根据后文内容您可以设定一个小目标，然后循序渐进地执行，赶紧先走出这个致命的恶性循环。

- 可以让亲友帮忙监督，保持积极的锻炼，每次锻炼之后进行放松练习。

- 也可以联系您的医生，或者参与到"健髋中国"科普行动计划中来。

## 恐惧跌倒的心理是一把双刃剑

- 这种恐惧心理影响到了您的身体状态和社会活动的活跃度的话，就是有害的。

- 但从另外一个角度来看，这会让您更加谨慎地采取防跌措施，就变成了一件好事。

- 千万不要因为恐惧而不参加平衡练习。平衡练习可以改善平衡、肌力和活动能力。

## 积极活动，平衡生活

- 年龄的增加会影响平衡感、肌肉力量甚至骨骼关节。但是如果您就这样坐着不动，听之任之，情况会更糟糕。

- 所以如果能够积极地从事一些日常活动，就有机会远离岁月在您身上的影响。

- 当然子女也需要从心理上多关心老年人，保持家庭和睦，给老年人创造和谐快乐的生活状态，避免使其有太大的情绪波动。

- 消除社会隔离状态有助于帮老年人消除跌倒恐惧症等心理障碍。

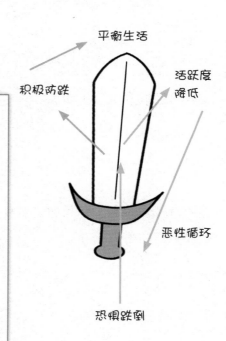

### 可以怎么做

- 看电视的时候，可以规律性地转动肩关节；有广告的时候就起来走走。

- 以下这些活动对老年人的身心健康非常有益：

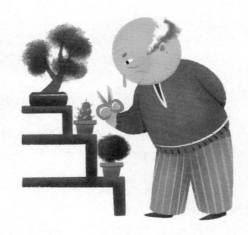

  ✓ 打理园艺。

  ✓ 做家务。

  ✓ 走路去附近的小卖部。

  ✓ 参加拉伸或者平衡练习的健身课程。

  ✓ 练瑜伽。

  ✓ 打太极。

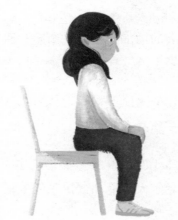

  ✓ 坐着的时候，保持腰背挺直（驼背的形成会极大影响您的平衡能力）。

# 家安则人安

- 昏暗的灯光，湿滑、不平坦的路面，在步行途中的障碍物，不合适的家具高度和摆放位置，楼梯台阶，卫生间没有扶栏、把手等都可能增加跌倒的危险，不合适的鞋子和行走辅助工具也与跌倒有关。

- 室外的危险因素包括台阶和人行道缺乏修缮，雨雪天气、拥挤等都可能引起老年人跌倒。

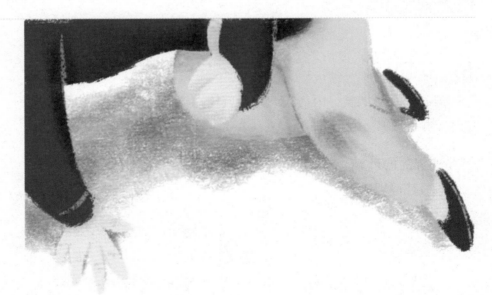

### 和房子一起慢慢变老

• 全国调查显示，老年人的跌倒有一半以上是在家中发生的。不要觉得不可思议，当您老了，您的房子也一起跟着老了：

✓ 地毯磨损了。

✓ 杂乱堆积。

✓ 我们也不像年轻时那样经常整理了。

✓ ……

杂乱的环境

• 一般我们不会察觉，因为我们天天就住在这样的环境里，几十年如一日。

• 但是杂乱的环境可是跌倒的头号环境因素。

断舍离

不以为然的老圆头

• 老圆头语录：

✓ 我住在这个房子里 20 年

儿子正在断舍离
看起来
好像是要把我给扔了

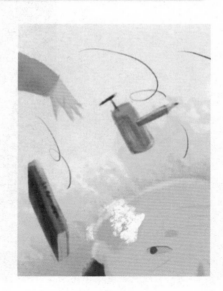

了，始终相安无事。

　✓　我了解这里的每一个东西。

　✓　我和你妈的结婚证还在从上往下数第 3 排第 5 个盒子的下面压着呢……

• 老圆头的做事习惯：

　✓　爬上餐椅，打开高处的橱柜，去拿东西。

　✓　舍不得开灯。

　✓　穿宽松的睡衣，被勾住……

### 家庭环境评估与改善计划

• 也许您觉得房子的情况凑合用一年肯定不会有问题，但在以后的几年里可能会引起诸多问题。

• 通过改造自身的身体功能来防跌真是需要很大毅力和克服很多困难才行。相比之下，对现有房屋进行改造，或在新建筑中内置有助于创造一个更安全的环境的功能，效果真是立竿见影。

• 专业的说法，这叫家庭内部干预。家庭环境的改善和家庭成员的良好护理可以很有效地减少老年人跌倒的发生。

### 家庭环境评估

- 家庭环境评估：可用居家危险因素评估工具（HFHA）来评估，需要考虑的因素如下：

  ✓ 地面是否平整、地板的光滑度和软硬度是否合适，地板垫子是否滑动？

  ✓ 入口及通道是否通畅，台阶、门槛、地毯边缘是否安全？

  ✓ 厕所及洗浴处是否合适，有无扶手等借力设施？

  ✓ 卧室有无夜间照明设施，有无紧急时呼叫设施？

  ✓ 厨房、餐厅及起居室安全设施？

  ✓ 居室灯光是否合适？

  ✓ 居室是否有安全隐患？

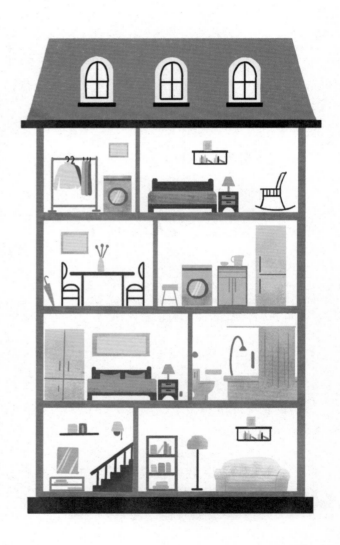

## 防跌计划——家篇

- 合理安排室内家具高度和位置，家具的摆放位置不要经常变动，日用品固定摆放在方便取放的位置，使老年人熟悉生活空间。

- 老年人的家居环境应坚持无障碍观念：①移走可能影响老年人活动的障碍物；②将常用的物品放在老年人方便取用的高度和地方；③尽量设置无障碍空间，不使用有轮子的家具；④尽量避免地面的高低不平，去除室内的台阶和门槛；⑤将室内所有小地毯拿走，或使用双面胶带，防止小地毯滑动；⑥尽量避免东西随处摆放，电线要收好或固定在角落，不要将杂物放在经常行走的通道上。

- 居室内地面设计应防滑，保持地面平整、干燥，过道应安装扶手；选择好地板打蜡和拖地的时间，提醒老年人等地板干了再行走，地板打蜡最好选择老年人出远门时进行。

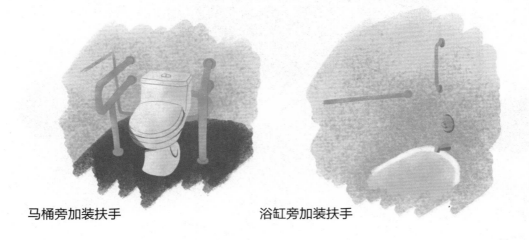

马桶旁加装扶手　　　　　　　　　浴缸旁加装扶手

- 卫生间是老年人活动最为频繁的场所，也是最容易受伤的地方，因此卫生间内的环境隐患需要受到特别关注。卫生间的地面应防滑，并且一定要保持干燥；由于许多老年人行动不便，起身、坐下、弯腰都比较困难，建议在卫生间内多安装扶手；卫生间最好使用坐厕而不使用蹲厕，浴缸旁和马桶旁应安装扶手；浴缸或淋浴室地板上应放置防滑橡胶垫。

- 老年人对于照明度的要求比年轻人要高 2~3 倍，因此应改善家中照明，使室内光线充足，这对于预防老年人跌倒也是很重要的。在过道、卫生间和厨房等容易跌倒的区域应特别安排"局部照明"；在老年人床边应放置容易伸手摸到的台灯。

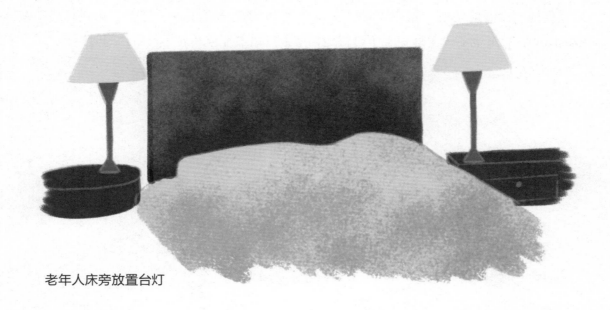

老年人床旁放置台灯

## 防跌计划——人篇

- 为老年人挑选适宜的衣物和合适的防滑鞋具。

- 如家中养宠物，将宠物系上铃铛，以防宠物绊倒老人使其摔跤。

- 没有自理能力的老年人，需要有专人照顾。

- 熟悉生活环境，如道路、厕所、路灯，以及紧急时哪里可以获得帮助等。将经常使用的东西放在不需要梯凳就能够很容易伸手拿到的位置。

- 老年人尽量不要登高取物；如果必须使用梯凳，可以使用有扶手的专门梯凳，千万不可将椅子作为梯凳使用。

- 避免走过陡的楼梯或台阶，上下楼梯、如厕时尽可能使用扶手。

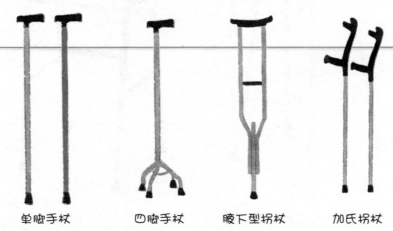

单脚手杖　　　四脚手杖　　　腋下型拐杖　　　加氏拐杖

- 走路保持步态平稳，尽量慢走，避免携带沉重物品。

- 避免去人多及湿滑的地方。

- 使用交通工具时，应等车辆停稳后再上下。

- 放慢起身、下床的速度，避免睡前饮水过多以致夜间多次起床。

- 避免在他人看不到的地方独自活动。

- 帮助老年人选择必要的行走辅助工具。使用合适长度、顶部面积较大的拐杖。将拐杖、助行器及经常使用的物件等放在触手可及的位置。

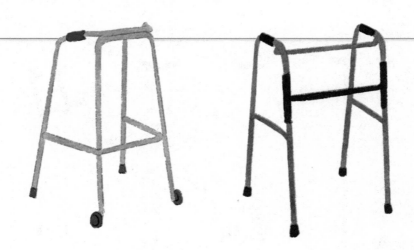

脚轮型助行器　　　　　　　　无轮型助行器

# 6

# 防跌保健操

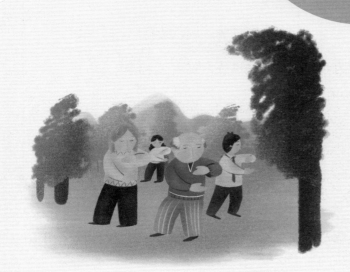

# 老年人体力锻炼活动的基本原则

- 老年人平时需要坚持有规律地参加体育锻炼，以增强肌肉力量、柔韧性、协调性、平衡能力、步态稳定性和灵活性，从而减少跌倒的发生。

## 老年人体力锻炼活动的基本原则

- 要使运动锻炼成为每天生活的一部分。

- 参加运动前应进行健康和体质评估，以后定期做医学检查和随访。

- 运动锻炼可以体现在日常生活的各种体力活动中。

- 运动量应以体能和健康状态为基础，量力而行，循序渐进。

## 老年人体力锻炼活动的频率

我们倡议：老年人宜参加的体育锻炼项目和频率如下：

- 平衡训练，以预防跌倒。

- 力量训练，每周2、3次。

- 负重运动，如散步、慢跑。

- 30分钟或更多中等强度体力活动，最好是每周7天。

接下来内容将介绍三套适合老年人平时练习的健身操，居家即可练习，经常练习有助于增强平衡能力，增加肌肉力量，减少跌倒风险。

# 平衡椅子操

- 这套椅子操一共只有简单的 6 步，专为老年人设计，特别适合于那些整天只喜欢坐着，不喜欢运动的老年朋友们。

- 椅子不仅仅是用来坐的，还可以用来做操。

- 试着从椅子上站起来，每周练习这套椅子操 2~3 次，您就会发觉：您的协调和平衡能力改进啦！

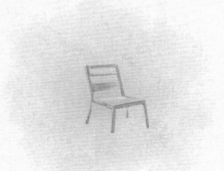

## 椅子操准备工作

- 确保您用的椅子足够稳定。

- 穿着具有良好支撑性的鞋子。

- 如果练习过程中发现胸痛、眩晕、呼吸急促，请立即停止并呼叫家人或 120；练习过后第二天有些酸痛属于正常现象。

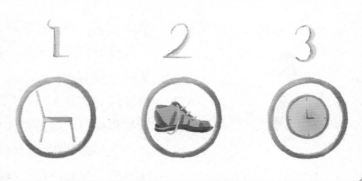

## 第 1 节　踮脚尖

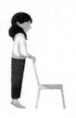

- 准备一把足够坚固的椅子（一般建议餐椅），双手抓住椅背。
- 身体直立。
- 然后抬起脚跟，用您的双脚脚尖承受身体的重量，其实就是踮着脚尖啦。
- 保持踮脚尖的姿势 3 秒钟，然后放松。
- 重复 10 次一组。

## 第 2 节　抬脚尖

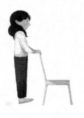

- 还是抓住上面那把椅子的椅背，身体直立。
- 不过这次不抬脚跟，这次抬脚尖，只用脚跟承受身体的重量。
- 注意不要向后撅屁股。
- 维持 3 秒，然后放松。
- 重复 10 次一组。

## 第 3 节　全脚站立

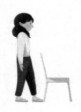

- 身体直立，单手扶住椅背。
- 两脚前后分立，站成一条直线。
- 眼睛平视前方，放下扶住椅背的手。
- 维持这个姿势 10 秒（双手虽然离开椅背，但是可以随时准备着抓住椅背，以防身体失去平衡）。
- 然后把前面的脚放到侧面，左右分立，与髋同宽。
- 换另外一只脚向前，维持 10 秒。

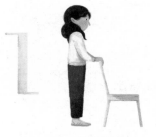

身体直立

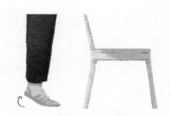

抬起脚跟（踮起脚尖）

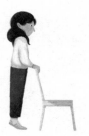

维持 3 秒

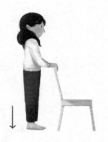

放松

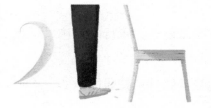

抬起脚尖

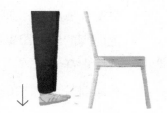

维持 3 秒

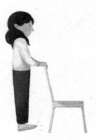

不要撅屁股

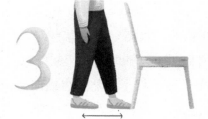

两脚分立

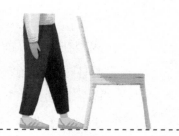

前后成一条直线

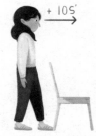

眼睛平视前方
保持直立 10 秒

4 第 4 节 "金鸡独立"

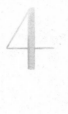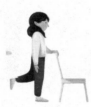

- 紧靠椅子站立，单手扶住椅背。
- 单腿站立，维持平衡。
- 维持负重腿的膝关节放松，微微屈曲状态为佳。
- 维持 10 秒。
- 换另外一条腿再来一遍。

5 第 5 节 直线行走

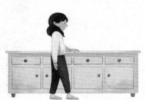

- 身体直立，单手扶住有一定长度的支持物，比如餐边柜。
- 眼睛平视前方，向前迈步。
- 把前脚的脚后跟紧贴后脚的脚趾前进，步行的轨迹尽量和直线重合。
- 在向前行走 10~20 步后，把身子转过来按照同样的方式走回去。
- 行走时，也可以将一个纸盘放在头顶上，尽量保持不掉下，以增强平衡性。

6 第 6 节 坐立起身

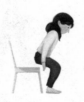

- 浅坐在椅子靠前部分，慢慢把脚收向椅腿，上身挺直。
- 身体微微前倾，可以用手撑着椅子予以辅助，慢慢起身。
- 向后移动，直到感到你的小腿肚碰到椅子，然后慢慢向后坐到椅子上。
- 重复 10 次为一组。

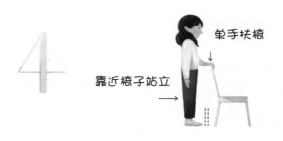

4　单手扶椅

靠近椅子站立 →

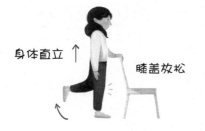

身体直立 ↑　　膝盖放松

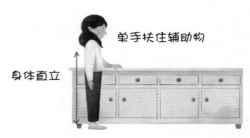

5　单手扶住辅助物

身体直立

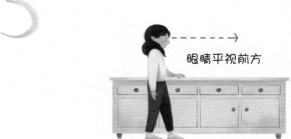

眼睛平视前方 →

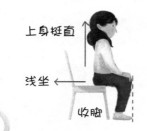

6　上身挺直 ↑

浅坐 ←

收脚

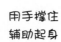

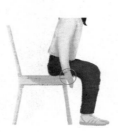

用手撑住
辅助起身

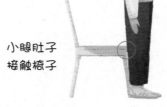

小腿肚子
接触椅子

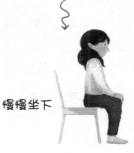

慢慢坐下

# 毛巾操

- 毛巾操动作简单，易于学习，而毛巾便于随身携带，可以随时练习。

- 毛巾操是专门为中老年人设计，共有 9 个动作，难度适中。通过练习可以增强肌肉力量，提高肌肉灵活性、柔韧性，改善身体的稳定性，预防跌倒。

- 练习之前，您只需要准备一条毛巾即可。

第 1 节　预备式

**练习目的：**

- 热身，为下面各动作练习做准备。

**动作要领：**

- 自然站立，把毛巾挂于颈部，原地踏步，自然摆臂，一左一右为一次，练习 8 次。

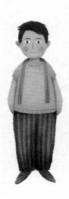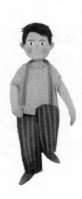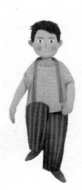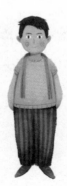

## 第 2 节　弓步前推

**练习目的:**

• 增强下肢力量，前后移动重心，提高运动中的平衡能力。

**动作要领:**

（1）自然站立，双脚开离与肩同宽，双手持毛巾置于胸前，目视前方。

（2）左腿向前迈出一步，右腿向后蹬直，成左弓步，同时双手持毛巾向正前方推出。

（3）收回左腿，还原，换右腿练习弓步前推，动作与左侧相同。一左一右为一次练习，共练习 4 次还原。

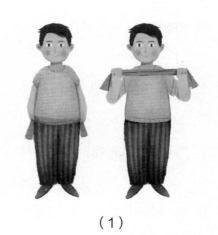

（1）

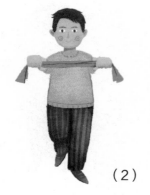

（2）

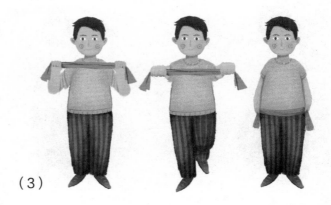

（3）

### 第3节 屈膝下蹲

**练习目的:**

· 增强下肢力量,上下移动重心,提高运动中的平衡能力。

**动作要领:**

(1) 自然站立,双脚开离,稍宽于肩,双手持毛巾置于脑后,目视前方。

(2) 屈膝下蹲,使大腿尽量与地面平行(膝关节有伤病者以舒适为度),膝盖与脚尖方向相同,且膝盖垂线不超过脚尖。

(3) 身体直立,膝关节伸直,同时举起毛巾于头部正上方。

(4) 完成一次练习,反复练习8次后还原。老年人可根据个人情况适当调整练习次数和下蹲幅度。

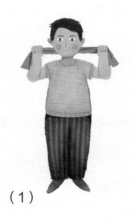

(1)

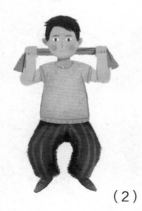

(2)

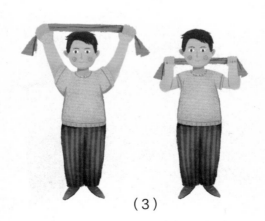

(3)

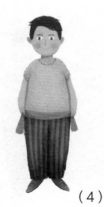

(4)

## 第 4 节　侧向转体

**练习目的：**

* 拉伸腰部肌肉，活动脊柱关节，提高肌肉的柔韧性。

**动作要领：**

（1）自然站立，双脚开离与肩同宽，双手持毛巾前平举，与肩同高。

（2）以腰为轴身体向左侧慢慢旋转，待感觉到右侧肌肉拉伸时，还原，随即身体再向右侧旋转。

（3）右侧练习与左侧相同，唯方向相反，一左一右为一次，练习4次。

（4）待动作练习熟练后，可以适当提高转体幅度，延长拉伸时间。

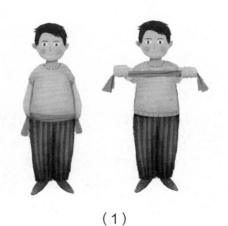

（1）

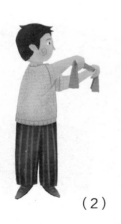

（2）

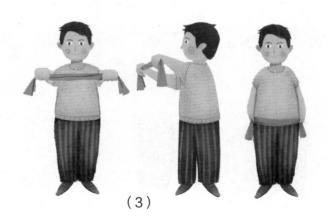

（3）

防跌保健操

## 第5节 侧身弯腰

**练习目的:**

- 拉伸腰部、背部、大腿后侧肌肉，活动关节，提高肌肉的柔韧性。

**动作要领:**

（1）自然站立，双脚开离与肩同宽，双手持毛巾置于头部正上方。

（2）向左侧屈体，以舒适为度，待感觉到右侧肌肉被拉伸时，还原正中位，该动作练习4次后换方向练习。

（3）右侧练习与左侧相同，唯方向相反，如下图所示。练习4次后还原。

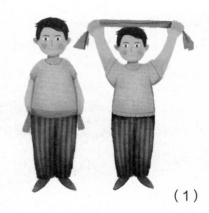

（1）

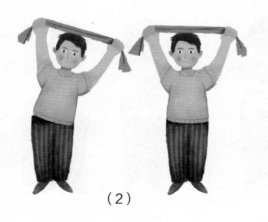

（2）

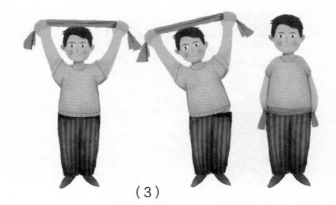

（3）

## 第6节　前屈躬身

**练习目的:**

· 拉伸腰部、背部、大腿后侧肌肉，活动关节，提高肌肉的柔韧性。

**动作要领:**

(1) 自然站立，双脚开离与肩同宽，双手持毛巾置于头部正上方。

(2) 保持背部挺直，膝关节伸直，慢慢向前躬身，待感觉到后背与腿部后侧肌肉被拉伸时，还原。该动作反复练习8次后还原。

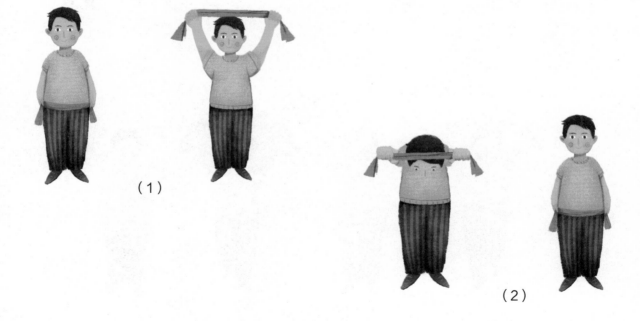

（1）

（2）

### 第7节　伸臂后展

**练习目的：**

* 增强下肢力量，拉伸躯干肌肉。通过练习移动重心，提高人体平衡能力。

**动作要领：**

（1）自然站立，双脚开离与肩同宽，双手持毛巾置于腹前。

（2）重心移于右腿，左腿向正后伸展，同时双手举起毛巾向后伸展双臂，还原。

（3）然后中心移于左腿换右腿练习，动作相同。一左一右为一次练习，练习4次后还原。

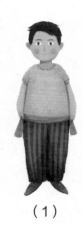

（1）

健髋走过 100 岁·漫话老年髋部骨折

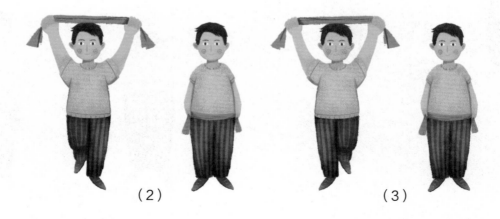

（2）　　　　　　　　（3）

## 第 8 节　单腿独立

**练习目的：**

- 增强下肢力量，通过练习移动重心，提高人体平衡能力。

**动作要领：**

（1）自然站立，双脚开离与肩同宽，双手持毛巾置于头部正上方。

（2）重心移于右腿，屈膝抬左腿，同时双臂持毛巾向前下方下落，毛巾轻触左大腿，然后左腿下落于地面，两臂上举。

（3）重心移于左腿，换右侧练习，动作相同。一左一右为一次练习，练习 4 次后还原。

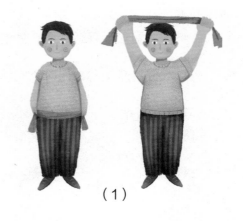

（1）

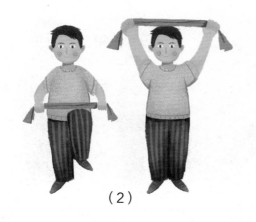

（2）

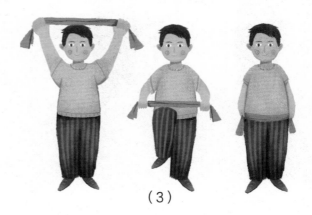

（3）

### 第 9 节　放松式

**练习目的:**

● 调整呼吸，放松肌肉，结束练习。

**动作要领:**

（1）自然站立，双脚开离，把毛巾挂于颈部。

（2）双臂自然摆动，同时正向抬腿放松，左右两腿各一次，还原。

（3）双臂继续摆动，做侧向摆腿放松，左右两腿各一次。重复两次放松练习，还原。至此，完成全部的毛巾操练习！

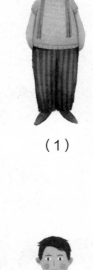

（1）

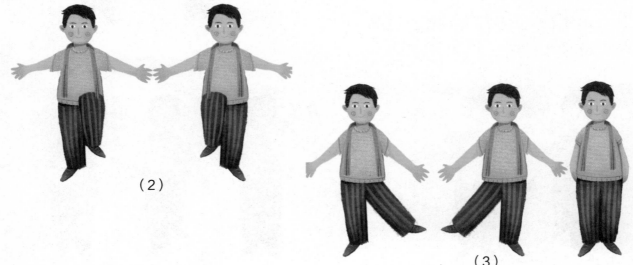

（2）

（3）

健髋走过100岁·漫话老年髋部骨折

# 太极操

- 太极拳是我国优秀的传统健身运动。研究发现练习太极拳可以将跌倒的机会减少一半，它除了对人的呼吸系统、神经系统、心血管系统、骨骼系统等有良好作用外，也是老年人保持平衡能力最有效的锻炼方式之一。

- 定势健身太极操共有九式，帮助提高机体柔韧性、增强下肢力量、改善人体平衡能力。

## 第 1 节　起势

**练习目的：**

- 稳定重心，加强下肢力量，提高双脚支撑时的稳定性，调整呼吸。

**心法要领：**

- 练习时重心垂直下沉，不要前后晃动，下蹲时膝关节不超过脚尖。起身时吸气，下蹲时呼气。

**动作要领：**

　　(1) 自然站立，目视前方，两臂自然垂于体侧，左脚向左迈一步与肩同宽，两臂慢慢从体侧向前上方平举，稍屈肘，至与肩同高，掌心向下。

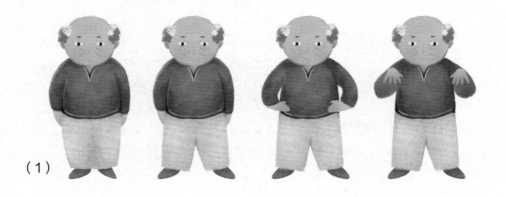

（1）

（2）屈膝下蹲，同时双掌缓缓下落至腹前侧。

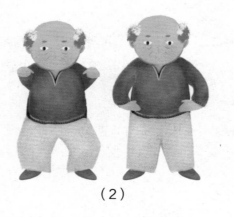

（2）

（3）身体直立，与此同时两臂缓缓上举至前平举，稍屈肘，与肩同高，掌心向下，完成一次练习。共练习 4~8 次后还原。下蹲时体弱者可降低难度，稍微下蹲即可。

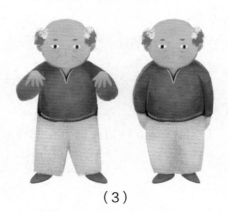

（3）

## 第 2 节　金刚转体

**练习目的：**

* 提高髋关节、脊椎各关节的柔韧性和灵活性，增强下肢力量。

**心法要领：**

* 整个练习过程中以腰为轴，重心不变，立身中正，膝关节不超过脚尖，膝关节不能随身体转动，目视前方，整个过程面带微笑、呼吸自然，身心放松。

**动作要领：**

　　（1）自然站立，双脚分开与肩同宽，两手叉腰，然后微微屈膝，身体下蹲。

　　（2）以腰为轴身体向左转动，旋转约 45°，还原，随即向右转 45°，一左一右转动为一次练习，共练习 4 次后还原。

　　（3）随着腰部柔韧性的提高，旋转角度可适当增大，随着下肢力量提高，可适当降低重心，以舒适为度。

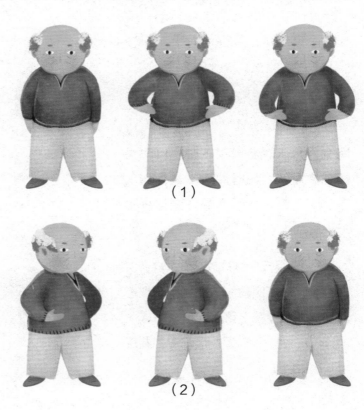

（1）

（2）

### 第3节 左右云手

**练习目的:**

- 提高肩关节、肘关节、髋关节、脊椎各关节的柔韧性和灵活性,增强下肢力量。

**心法要领:**

- 呼吸自然,整个练习过程以腰为轴,立身中正,重心不变。脊柱各关节慢慢转动,膝关节不超过脚尖,膝关节不能转动,两手徐缓划弧,左手与右手一上一下,配合自然,整个过程要放松。

**动作要领:**

(1) 自然站立,双脚分开与肩同宽,然后双膝微屈下蹲,以腰为轴身体左转,同时左手掌从体侧向左前方划弧,右手掌从体侧划弧置于小腹前侧。

(2) 然后身体以腰为轴向右转,同时右手掌从腹前向上划弧,左掌经体侧划弧,慢慢下落于腹前,完成一次练习。一左一右为一次练习,共练习4次后还原。

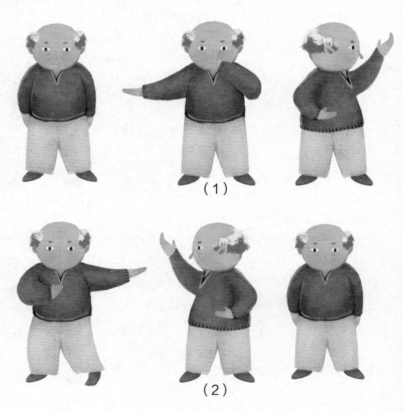

(1)

(2)

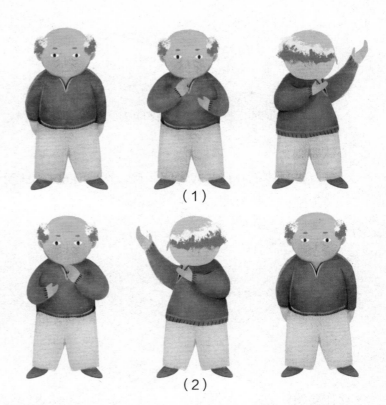

（1）

（2）

## 第 4 节　左右卷肱

**练习目的：**

- 提高脊柱各关节、肩关节、肘关节、
  髋关节的柔韧性和灵活性，增强下肢
  力量。

**心法要领：**

- 呼吸自然，整个练习过程以腰为轴，
  立身中正，重心不变。脊柱各关节慢
  慢转动，膝关节不超过脚尖，膝关节
  不能转动，两手徐缓划弧，左手与右
  手一上一下，配合自然，整个过程要
  放松。

**动作要领：**

　　（1）自然站立，双膝微屈下蹲，以腰为轴身体左转，同时左手掌从体侧向左后上方划弧，仰掌，转头同时眼睛看手指方向，手指指向左侧斜上方，与此同时，右手掌从体侧向上划弧置于体前侧，仰掌，手指指向正前方。

　　（2）身体慢慢向右转，以腰为轴，在转动过程中左手臂屈肘向前推出，翻掌向上，右手臂划弧向右后上方伸出，仰掌，转头同时眼睛看手指方向，完成一次练习。一左一右为一次练习，共练习 4 次后还原。

## 第 5 节　丁步抱球

**练习目的：**

• 在练习虚步时，提高单脚支撑能力，增强下肢力量，通过练习重心变换提高步法的灵活性。

**心法要领：**

• 练习时身体重心在两脚之间转换，抱球时重心要移于支撑脚，注意做虚步时的双脚动作，一脚为实，一脚为虚。

**动作要领：**

（1）自然站立，目视前方，两臂自然放松置于体侧，左脚向左迈一步与肩同宽，身体重心逐渐移向左脚。

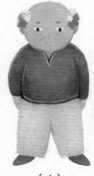

（1）

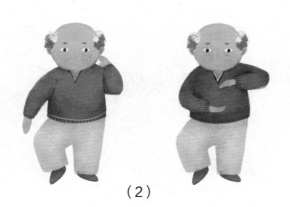

（2）左手臂向上划弧，平屈于胸前，手心向下，右手在腹前划弧，两掌心相对成抱球状；右脚随之收到左脚内侧，脚尖着地。

（2）

（3）右脚向右移动一步，踏实，右手臂划弧平屈于胸前，手心向下，左手臂划弧置于腹前，手心向上，目视前方，同时左脚随之收到右脚内侧，脚尖着地，完成一次练习。一左一右为一次练习，练习4次后还原。

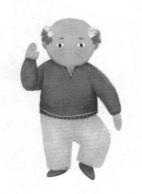
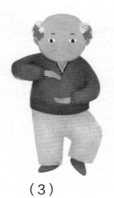
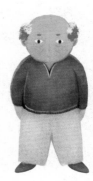

（3）

### 第 6 节　野马分鬃

**练习目的:**

- 在左右方向上移动重心，增强身体侧向移动的灵活性，提高下肢力量。

**心法要领:**

- 左右野马分鬃是以丁步抱球作为转换动作，重心左右移动时注意脚步灵活转换，做弓步时膝盖不超过脚尖，身体转动时注意脚跟转动的时机，防止膝盖受到横向的切力而发生损伤。

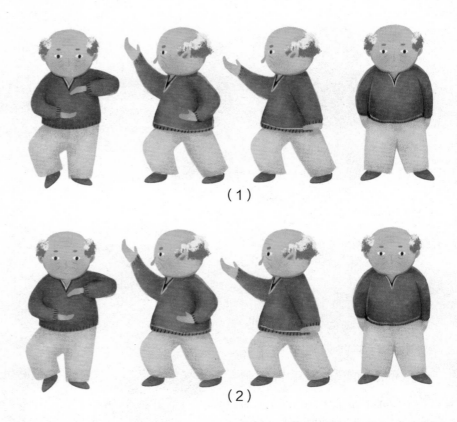

（1）

（2）

**动作要领:**

（1）以丁步抱球开始，左脚向左侧迈一步，重心左移，成左弓步，身体左转，同时左手臂向左前方划弧，手心向上，右手划弧置于右胯旁，手心向下。

（2）重心右移收左脚，接丁步抱球，进行右侧野马分鬃练习。右侧动作与左侧相同，唯方向相反。一左一右为一次练习，共练习 4 次后还原。

## 第 7 节　白鹤亮翅

**练习目的：**

• 练习单脚支撑，增强下肢力量，通过练习重心变换提高步法的灵活性。

**心法要领：**

• 左右白鹤亮翅是以丁步抱球动作为转换动作，注意练习时身体重心的转换，重心要移于支撑脚，虚步脚尖着地，脚跟提起。

**动作要领：**

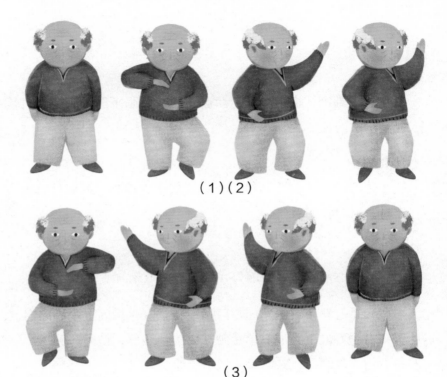

（1）（2）

（3）

（1）以丁步抱球开始，上体后坐并向左转体，左脚稍向后移动，成右脚虚步。

（2）同时左手分划弧至左额前，掌心向内，右手按至右胯旁，掌心向下，上体转正；双眼平视前方。

（3）左脚上步，双脚踏实，双手还原至抱球，双手抱球动作翻转，左手在上右手在下，掌心相对。继续做白鹤亮翅。右侧动作与左侧相同，唯方向相反。一左一右为一次练习，共练习4次后还原。

### 第8节 金鸡独立

**练习目的：**

- 提高练习难度，进一步练习单脚支撑，增强下肢力量，通过练习重心变换提高步法的灵活性。

**心法要领：**

- 注意练习时身体重心转换，重心要移于支撑脚，两眼注视前方。做独立动作时，肘与膝相对。

**动作要领：**

（1）自然站立，目视前方，两臂自然放松置于体侧。

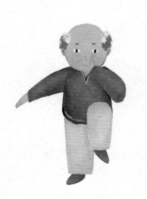

（1）

（2）重心移于右腿，屈左膝抬左腿，左手指向上手心向内，左小腿自然下垂，右手置于右胯旁，右手心向下，成右单足独立姿势。还原，换另一侧练习。右侧练习方法与左侧相同，一左一右为一次练习，共练习4次后还原。

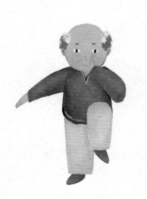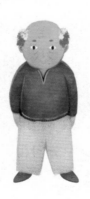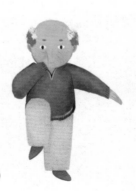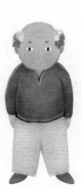

（2）

## 第 9 节　收势

**练习目的：**

- 调整呼吸，放松神经，结束练习。

**心法要领：**

- 两手上举时慢慢吸气，两手下落时慢慢呼气。待呼吸平稳后，再走动。

**动作要领：**

（1）双脚平行，与肩同宽，目视正前方。

（2）双手臂经体侧至头上方，稍抬头目视前方，然后再经提前缓缓下落至体侧，练习 4 次后，双手臂垂于体侧。

（3）左脚收回还原，完成本次练习。

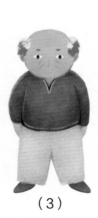

（1）

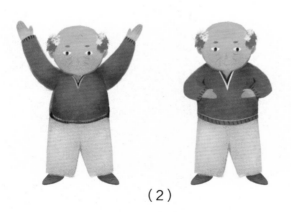

（2）　　　　　　　（3）